臨床鍼灸学を拓く──科学化への道標

第2版

西條一止 著

医歯薬出版株式会社

This book was originally published in Japanese
under the title of :

Rinsyousinkyugaku-wo Hiraku
Kagakuka-heno Douhyou
(Form The Scientific Clinical Acupuncture—A Signpost
for Scientific Approach of Clinical Acupuncture)

Nishijo, Kazushi
   Professor Emiritus, Tsukuba College of Technology

© 2003 1st ed., 2013 2nd ed.

ISHIYAKU PUBLISHERS, INC.
  7-10, Honkomagome 1 chome, Bunkyo-ku,
  Tokyo 113-8612, Japan

第2版への序
自然の仕組みを基調とする自然鍼灸学への扉を開く

（元）筑波技術短期大学長　名誉教授
宝塚医療大学　保健医療学部
鍼灸学科教授
西條一止

　『臨床鍼灸学を拓く』は初版からちょうど10年が経過しました．本書の真髄は「生体の自然の仕組みを活用する治療」です．「人に優しい鍼治療」です．そこから「自然鍼灸学」とも呼びます．自然鍼灸学の大きな柱は，次の二つの柱です．

　1．宇宙，地球環境の時間のリズムです．特に呼吸のリズムが副交感神経における最も重要なリズムです．

　2．宇宙，地球環境の重力の場です．特に重力に対する生体の姿勢が交感神経における最も重要な要素です．

　今回，次の3点を増補しなければならないという思いで，2版の出版となりました．

　第一点は，目次，2「なぜそうなのか：臨床鍼灸学の意味」に，11「治療を受ける体位と生体反応」を追加しました．治療を受ける姿勢による効果の違いの基本について述べました（p. 43～49）．

　第二点は，臨床からの六つのメカニズムについての，M5とM6の同じ刺激を用いるのに治療を受ける姿勢によって効果がなぜ真反対になるのかの答えが初版では示せませんでした．今回書きました（p. 71）．

　第三点は，本書の治療は自律神経機能が基本にあります．自律神経機能遮断剤を用いた実験により瞬時心拍数における交感神経，副交感神経の意味を解明しています．3「動的自律神経機能観察法：瞬時心拍数と自律神経機能」として記述しています（p. 49～67）．

　本書における自律神経に関する資料は，瞬時心拍数が測定の簡便化により健康産業，スポーツ現場，医療臨床現場等で活用される際の基礎，臨床研究の貴重な資料となります．

　なお，経穴の部位について世界標準が定められました．本書は，改訂前の経穴部位を用いて実験研究した資料です．したがって，経穴名部位は従来のものです．従来においても日本では経穴は部位を移動するものというのが大方の専門家の人々の見解でした．臨床の場においては，触診情報を主に刺鍼部位（経穴部位）を決めています．

　本書が多くの皆様に広くお役に立てることを祈念し世に送ります．

2013年1月

第1版の序

筑波技術短期大学長　西條一止

　昨年（2002年）8月に発表された2001年のわが国の平均寿命は，女性84.93歳，男性78.07歳でした．ともに最高更新で，この10年間に女性は約3年，男性は約2年，平均寿命が延びています．諸外国と比較して，女性の平均寿命は世界一であり，男性は，アイスランドやスウェーデンとほぼ同じ数値であるといいます．医学，医療の進歩と，栄養状態の改善，社会環境の整備などが貢献しているものでしょう．不老長寿が古代からの人々の強い願いでした．そして，長寿は着々と実現しています．

　日野原重明先生が，75歳以上を「新老人」として，希望を創りだす生き方の選択を述べておられます．元気な高齢者が増えていることも確かです．

　定年を迎える年齢の人たちの多くが，心身の状態に自信を持ち，昨年10月に出版された，アメリカの女性トップ・アスリート，マーラ・ランヤンさんの自伝『私の人生にゴールはない――視覚障害を持ったトップ・アスリートの挑戦』という人生への挑戦に共感を持ち，定年という一つの終わりの区切りではなく，新たなスタートの区切りとしようという思いを自然に抱かせます．明るい希望が見えます．

　しかし，一方で，寝たきり老人という言葉に代表される，健康でない状態での寿命が大きな問題として存在しているのも事実です．我が国の老人医療費を年々膨らませ，医療保険を圧迫しています．みな，ただ生きているだけという情けない生命の状態に陥りたくないと強く願っています．

　多くの生活習慣病は，生活習慣を良くすることで予防可能といわれています．生体が存在する環境条件を整えることです．これは知識と，実践しようという各自の意志によって可能です．もう一つ，生体自身の問題です．先進諸国の人々は多く，生体自身の持つ調節力が低下した状態に陥っています．これこそ鍼灸医術が培ってきた力を発揮できる領域です．21世紀においてこそ求められています．この期待に応えるために，生活体としての生体に関する知識と経験医術が伝える技術を身につけた，しっかりした治療者，生活指導者が必要です．

　臨床鍼灸学では，経験医術が伝える技術を科学的視点に立って展開し，高度な治療技術を広く多くの人のものにしようとします．もう一つ，生体を主体とした生活の在り方，「新しい養生とは」ということと，その延長線上にある，生体に不具合が生じたときの望ましい24時間の過ごし方の研究と実践普及です．

　私は，幸か不幸か，昨年の12月中旬から今年の1月までの一月の間に，右手の末梢性橈骨神経麻痺と右脚のL4・5，馬尾神経に臨床症状の出た脊柱管狭窄症を経験しました．橈骨神経麻痺は，3日でほぼ改善しました．発症してからほとんど時間の許す限り，両手を合わせて肘から先の運動をしました．このことが良かったと評価しています．発症初期の治療的環境が大切です．また，脊柱管狭窄症では，症状の強い前脛骨筋，長・短腓骨筋の下部と臀部に家庭用の表面電極，低周波治療器を用いて，起きている間は通電し続けています．歩行は大変楽になります．少しでも患部が良い状態で過ごせる生活の仕方が大切です．

　鍼灸は，単に治療によって不調を改善するのではなく，生体の調節力を高め自然治癒の可能性を最大限に発揮されやすい生体の状態をつくるとともに，治癒を妨げず，促進できる1日の過ごし方の指導を理論的に展開できるようにすることです．

　皆さん，健康で，心豊かな，質の高い人生を私達のものにするために，新しい健康への展開を自主的積極的な参加者として共に歩みましょう．

2003年1月

はじめに
臨床鍼灸学を拓く

　今日，日本の都市では，自然のリズムに歪みが生じている．自然物の何かが減少したり，多くなったりすることは，連鎖としてその関連するものたちに変化を起こす．しかし，今日，一年の季節のリズムに乱れが起き，異常に春が早く来たり，遅かったり，異常な暑さ，急激な気温変化，降水量の季節的歪み，地域的な歪みなどがいたるところで生じている．

　多くの木々が健康な状態を維持できず，枯れ枝が目立ち，うまく紅葉できないなどのことが，あちこちでみられる．

　都市化が，特定の野生生物を住めなくしただけでなく，地球のあらゆる生物，無生物を支配する自然の季節リズム，生物，無生物の活動を支えている水，その地球における循環としての降水のリズム変化，地域への偏りなどは，あらゆるものたちに，それまでの自然な営みに警鐘を鳴らしている．今日の先進諸国の人々の健康障害の大きな問題点である．

　20世紀までの，自然を基調とした養生概念では対応できず，自然の歪みにより生ずる各個体の歪みを補正する人知が必要である．

　地球の，地域の，物理的環境変化による生体に生ずる歪みを補正する新しい物理療法が必要である．この，新しい物理療法とは何か．居住環境としての冷暖房技術などは，生体機能を外部から保護する技術である．自然の営みの歪みによる生体への影響を補正する技術として有効である．生体を取り巻く，環境の変化に対する生体側の対応策は，適応力を高め，鍛えるところにある．

　適応力は，生体の調節力であり，恒常性保持機能である．これを高め，鍛えるところに新しい物理療法の使命がある．

　まず第一に，恒常性保持機能を高めること，それは，人体が持つ本来の力を整え，高めることであり，古代の経験医術にその知恵がある．特定の治療技術がないときに期待できるのは，人体が本来持っている力を大きくして，あらゆるものに適応の幅を広げ恒常性を維持しようとするものである．生体に異常を起こそうとするものが，ケガのような，偶然による特定の生体の異常ではなく，生体全体にかかる環境の変化に対しては，適応力を高めることにより対応できる幅を広げることで対処しなければならない．

　第二に，恒常性保持機能を鍛えること，それは，運動を中心とした各種の健康増進法である．

　この二つの知恵が，新しい物理療法を構成する．

　ここでは，治療的要素の強い，恒常性保持機能を鍛える新しい物理療法について述べる．

　経験医術の知恵を生かす，というところで，鍼灸という言葉を用いるが，鍼灸に限ることはない．物理的刺激一般を対象にできる．その用い方に経験医術の知恵を生かすということである．経験医術をそのまま用いるのではなく，その知恵を理解し，人類の科学の発展と総合し，新しい物理療法を創造するのである．

はじめに

　適応力，自然治癒力などとしての恒常性保持機能を高め，鍛えるのは，心地よい刺激である．鍛えるには，耐えることが求められる．耐えることが不快になったときに，鍛えることにならなくなり，傷害を作る．
　鍛えることは，運動を中心とした鍛錬療法，調整して高める方は，経験医術の知恵に求められ，調整療法といえる．

　伝統医術の心を汲み，科学的視点に立つ鍼灸療法が求められている．単に効果のある鍼灸療法ではない．なぜ効果があったかを考察でき，経験を積み上げられる鍼灸療法である．
　生体の状況を確実に把握し，生体機能を確実に方向づける治療としての鍼灸療法である．

　さて，日本の鍼灸教育は，明治20年代に盲学校の職業教育として文部省が正式に位置づけた．このときの方針は，西洋医学を論拠とした鍼灸，あん摩の教育ということである．以来100年余り，文部科学省，厚生労働省，科学技術庁等での東洋医学に関する研究，教育等はこの方針で行われてきている．
　明治以降，わが国で行われてきた学校教育における鍼灸は，西洋医学に根拠をおく刺激療法である．戦後，理学的検査法等の導入により体壁の病態の把握が確実性を増し，痛みを主訴とする体壁の神経・筋系症状に対しては，鍼の，対象をねらい撃ちするという特性により，筋の過緊張を緩め，血液循環をよくするという作用により，治療直後効果の期待できる療法となっている．わが国で鍼が用いられている多くはこの作用によるものである．恩師芹澤は，体性系愁訴に対する治療の体系化を進めた．
　中国における近年の鍼は，やはり刺激療法の傾向が強いものと観察している．しかし，経験医術としての鍼灸には，刺激療法のみでなく，生体の恒常性保持機能を整える部分がある．経絡治療はこの部分を主とした鍼灸療法であることが明らかになっている．
　私の，恩師芹澤の下でのおよそ10年間は，痛みを主訴とする運動器疾患に対する治療の体系化時代であった．その後の20数年は，自律神経機能を主とした研究による，鍼の自律神経生体反応，そして生体の調節力（自然治癒力）を高める鍼の刺法の研究と自律系愁訴に対する治療法の体系化である．

　今，明治から100余年，科学的視点に立った臨床鍼灸学が拓かれようとしている．その第一歩が本書である．

目　次

第2版への序　自然の仕組みを基調とする自然鍼灸学への扉を開く　iii
第1版の序　iv
はじめに／臨床鍼灸学を拓く　v

1　臨床鍼灸学の課題 ……………………………………………………… 1

- 1　鍼灸は,「どんなときに，どこへ，どのように」の医術　1
- 2　鍼灸治療とは　3
- 3　恒常性保持機能を調整する方法　4

2　なぜそうなのか：臨床鍼灸学の意味 ………………………… 6

- 1　刺鍼反応と痛み刺激による反応　6
  - 1）刺鍼反応　6
  - 2）痛み刺激による反応　8
- 2　刺鍼による自律神経反応研究　9
- 3　刺鍼による心拍数減少反応の自律神経メカニズム　10
- 4　刺鍼反応で交感神経機能は, α 受容体系機能と β 受容体系機能は独立して変化する　12
- 5　刺鍼による自律神経機能反応をいかに捉えるか　14
- 6　無侵襲的な自律神経機能の指標を求めて　14
  - 1）心拍数で観察できる自律神経機能状態　14
  - 2）自律神経による心拍数調節　15
    - a．心臓の自動能と自律神経調節　b．心拍数の自律神経調節
    - c．心拍動における交感・副交感神経の機能分担
  - 3）自律神経機能の指標としての自律神経機能関与度の考え方　18
  - 4）自動立位と他動立位　19
  - 5）動的自律神経機能観察法　21
  - 6）臥位，立位と交感神経機能　21
  - 7）呼吸運動リズムと副交感神経機能　21
- 7　刺鍼による交感神経反応と副交感神経反応をいかに分離するか　22
- 8　浅刺・呼気時・坐位の刺鍼法の吟味　28
  - 1）心拍数による自律神経機能関与度を指標にした二重盲検による検討　28
  - 2）指床間距離（FFD）を指標とした検討　28

CONTENTS

▷ 9 浅刺・呼気時・坐位の刺鍼法の臨床効果　30
　　1）浅刺・呼気時・坐位の刺鍼法の生体反応　30
　　　　ａ．心拍数の減少効果　ｂ．胃の蠕動運動を活発にする
　　　　ｃ．腰部可動域を改善する　ｄ．末梢血管の過緊張を解く
　　2）考　察　33
　　3）浅刺・呼気時・坐位の刺鍼法の自然治癒力を高める機転　36
　　4）浅刺・呼気時・坐位の刺鍼法の臨床手技の展開　37
　　　　ａ．皮膚，皮下組織への刺鍼法　ｂ．刺激部位　ｃ．呼吸相の条件
　　　　ｄ．体位の条件　ｅ．浅刺・呼気時・坐位の刺鍼法の刺激強度の調節
　　　　ｆ．浅刺・呼気時・坐位の刺鍼法を用いることができない場面

▷ 10 浅刺・呼気時・坐位の刺鍼法と経験医術としての経絡治療　38
　　1）要　約　38
　　2）実験研究　39
　　　　ａ．目的　ｂ．方法　ｃ．結果　ｄ．考察　ｅ．結論
　　3）治療体位が違いながら同じ反応を導ける経験的刺鍼方法の解明　42
　　　　ａ．方法　ｂ．結果　ｃ．考察

▷ 11 治療を受ける体位と生体反応　43
　　1）刺鍼刺激による心拍数減少反応の刺鍼刺激を受ける
　　　体位の違いによる反応の違い　43
　　2）臥位低周波鍼通電刺激と坐位低周波鍼通電刺激の反応の違い　46
　　　　ａ．Ｍ５（長坐位）とＭ６（仰臥位）低周波鍼通電刺激について
　　　　ｂ．交流磁気治療について　ｃ．特徴

3　動的自律神経機能観察法：瞬時心拍数と自律神経機能　49

▷ 1　瞬時心拍数の観察法の簡便化　49
▷ 2　瞬時心拍数に関する研究の経緯　49
▷ 3　心拍数の成り立ちと心拍数への交感・副交感神経の関与　50
▷ 4　自律神経機能の機能分担　51
　　1）交感神経 α 受容体系機能と β 受容体系機能　51
　　2）交感神経と副交感神経の機能分担　53
　　3）自律神経機能の諸相　55
▷ 5　副交感神経機能と呼吸運動　56
▷ 6　深呼吸による瞬時心拍数変化の特徴　56
▷ 7　深呼吸による副交感神経機能抑制の観察　58
　　1）深呼吸による副交感神経機能抑制の意味　59

▷ 8　体位変換と交感神経機能　61
　　　1）体位変換と副交感神経機能　62
　　　2）自動・他動立位と瞬時心拍数　65
　　　3）体位変換と交感神経機能不調の徴　65
　　　4）心臓の自動能と体位変換　66
▷ 9　瞬時心拍数を用いる自律神経機能観察への期待　67

4　鍼灸治療法の体系化　　68

▷ 1　鍼のいろいろの生体反応を期待できる治療道具の整理と開発　68
　　　1）臨床における鍼の治効，六つのメカニズム　68
　　　2）閾値下刺激の鍼治療における意味の解明　69
　　　　　a．気管支喘息と坐位時，低周波鍼通電療法
　　　3）自律神経機能を方向付ける治療のまとめ　73
　　　　　a．副交感神経機能を高める（治効メカニズム-4）
　　　　　b．交感神経機能を高める（治効メカニズム-5）
　　　　　c．交感神経機能の過緊張を改善する（治効メカニズム-6）
▷ 2　基本的治療の体系　74
　　　1）基本的治療の手順とその解説　74
　　　　　a．浅刺・呼気時・坐位の刺鍼法（治効メカニズム-4）
　　　　　b．腹部刺鍼（治効メカニズム-1・2・3）　c．背部刺鍼（治効メカニズム-1・2・3）
　　　　　d．治療に必要な反応を引き出しやすい場をつくるための治療（治効メカニズム-2・3）　e．症状に対する治療（治効メカニズム-1・2・3・4・5・6）
　　　　　f．浅刺・呼気時・坐位の刺鍼法（治効メカニズム-4）
▷ 3　治療の考え方　78
　　　1）標治法　78
　　　2）本治法　78
　　　　　a．本治法の具体的な意味
　　　3）治療法の構成　79
▷ 4　治療への3つの取り組み　79
▷ 5　治療の順序性について　79

5　臨床研究の実際　　81

▷ 1　いわゆる腰痛症の鍼治療方法と効果　81
　　　1）研究方法　82
　　　2）研究結果　86
　　　　　a．鍼治療対象患者のプロフィール　b．鍼治療効果
　　　3）考　察　92
　　　　　a．鍼治療効果について　b．直後効果による鍼治療の腰痛改善効果の評価

　　　　c．痛みの程度と腰痛改善　　d．治療がマイナスしている，治療の姿勢の問題
　　　　e．局所反応による治療効果，全身反応による治療効果
　　　　f．治療の組み合わせ，順序性
　　4）結　論　95
▷ 2　気管支喘息の鍼治療方法と効果　95
　　1）研究目的　96
　　2）研究方法　97
　　3）研究結果　99
　　4）考　察　102
　　　　a．気管支喘息発作時症状への鍼治療方法
　　　　b．気管支喘息患者の鍼治療と浅刺・呼気時・坐位の刺鍼法
　　　　c．鍼治療による気管支喘息症状の変化と呼吸機能の変化
　　　　d．気管支喘息に対する鍼治療の効果の評価
　　5）結　論　104
▷ 3　習慣性扁桃炎の鍼治療方法と効果　104
　　1）扁桃炎のとらえ方　105
　　2）鍼治療の実際　105
　　3）経過観察の方法　106
　　4）成　績　106
　　5）考　察　108
　　　　a．治療部位の選択について　　b．治療回数について　　c．成績について
　　6）効果機転　109
　　7）まとめ　109

6　ゆるぎ石との出会い　……110

▷ 1　ゆるぎ石　110
▷ 2　自然とともにある　111
▷ 3　周囲への気づき　111

索　引　……113

1 臨床鍼灸学の課題

▷ 1 ……………鍼灸は,「どんなときに,どこへ,どのように」の医術

key words

……証
　……証は,古代中国医学の病名である.赤痢,結核などは,近代医学の病名である.

臓腑
　古代中国医学における内臓を意味し,精神機能をも含め人体の働きはみな,12の臓腑に分与されている.

経絡
　古代中国の人体における働きの伝導路である.生命現象は,経絡を通じて全身に巡る.

経穴
　経絡のようすを体表から観察できるポイント.皮膚上にある場合もあれば,人体内の奥深くにある場合もある.外から治療的刺激を与える部位でもある.

補瀉の術
　古代中国医学の治療の原則.人体の機能が低下した状態に対しては補術を,高まりすぎている状態に対しては瀉術を行う.

　鍼灸は,「どんなときに,どこへ,どのように」の医術である.漢方薬は,「どんなときに,なにを」の医術である.「どんなときに」は,患者の状態,症状である.漢方医学では,……証として表している.それに対してどんな薬を用いるかという組み合わせである.証として捉えた状態に対して,薬を工夫してきた医術であるから,当然,証として示されている状態に対して薬を用いることがよい用い方である.それは古典を学ぶことの意味が大きいことを示している.

　さて,「どんなときに,どこへ,どのように」の医術である鍼灸はどうであろうか.

　「どんなときに」は,患者の状態である.

　「どこへ」は,刺激を与える部位であり,人体の構造を示している.臓腑,経絡,経穴は,中国古代医術の人体構造論である.

　図1は,手の合谷（手背で母指と示指の間）を刺激して鼻と腹部に起きる皮膚温の変化をサーモグラフィで観察したものである.この現象は,神経反射により起きている.この変化を示す反射のルートは,現在の医学はいまだ明らかにしていない.しかし,手の陽明大腸経の経路が示すように,経絡ではその関連を示している.人体の各部位間の繋がりについては,現在の医学ではいまだ不明な点が多い.したがって,中国古代医術の人体構造論としての臓腑,経絡,経穴は,貴重な手がかりとして活用しなければならない.

　「どのように」は,刺激の与え方である.機能状態をどのようにするかということである.中国古代医術の人体機能論である.

　古代医術としては,「虚すれば,補す.実すれば,瀉す」というのが原則であるとされている.補瀉の術では,たとえば,呼吸についてみれば,呼気時に刺入し,吸気時に抜鍼すれば補となり,その逆が瀉の術となる,とされている.ほかにも補瀉の術が種々書かれている.しかし,これらの術によってどんな反応が起きるのかは不明であり,証と術のセットとして覚えなくてはならない.漢方薬と同じである.漢方薬では,薬の物質とその量が示される.しかし,鍼の術は,薬ほどの正確さでは伝えに

1

1 臨床鍼灸学の課題

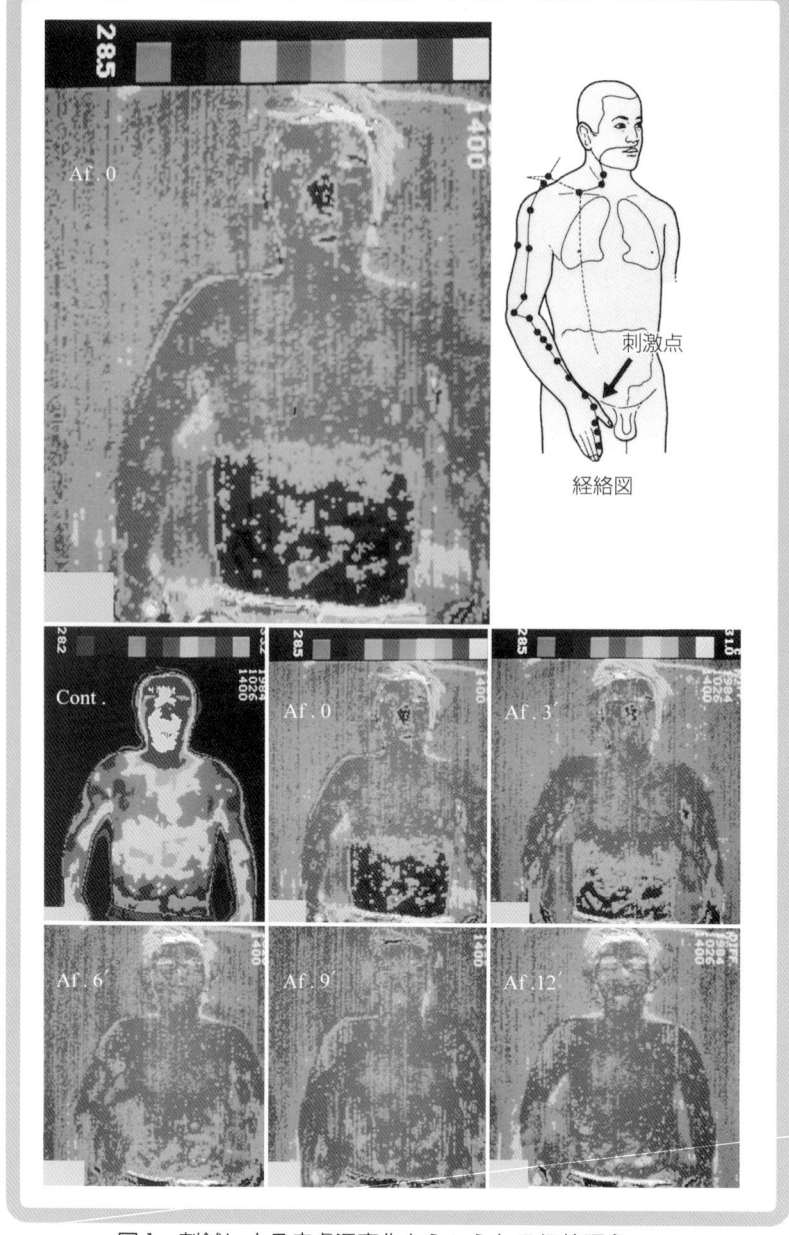

図1 刺鍼による皮膚温変化からみられる経絡現象
合谷への刺激が鼻部と腹部の皮膚温度変化を起こす．

key words

サーモグラフィ
サーモグラム
サーモグラフ

　サーモグラフィは，熱現象を画像として表示する方法である．グラフィは，方法を意味する言葉である．グラムは，得られた画像であり，グラフは，装置を示す言葉である．

くい．それゆえ，さらに各人の時間をかけた経験と研鑽の必要性が増すことになる．

　一方，私たちは，生理学で人体の機能を考えることができる．私たちの体は，その内部環境を神経調節，体液調節というしくみにより調節され，恒常性保持機能が制御している．恒常性保持機能が正常に活動し，種々の生体状態を調節できれば健康な状態を保てる．

　種々の刺激も，環境の変化と位置づければ，その変化に対して生体機

能を調節する中心は，自律神経系の機能である．生体に何らかの解けにくい歪みがあるとき，自律神経系機能をどのように変化させることにより改善可能かを，私たちは，現代医学的に考えることができる．その方法は，基礎医学，臨床医学を学んで身につけた知識が与えてくれる．

したがって，鍼灸のどのような刺激が，自律神経機能をどのように変化させるのかが明らかにされてくれば，単に経験に頼ることなく，理論的に治療を組み立てることが可能になる．鍼灸の古典的な診断，治療の知識，経験がなくても，現代医学の知識により治療ができるようになる．

それが，経絡経穴系を治療の場として用い，自律神経機能を中心とした現代医学的知識による臨床鍼灸治療学である．

明治の時代に，鍼灸を学校教育に位置づけるときに，経絡経穴は導入したものの，虚実に対する補瀉の術を導入せず，鍼灸治療の刺激療法以外の部分が置き去りにされた．本書の挑戦は，その置き去りにしてきたものを，医学的な論拠に立って鍼灸治療学の大枠を回復させようとするものである．

本書の試みは，医学的な論拠に立っての鍼灸治療学を臨床鍼灸学として拓くものである．本来の姿を回復し，臨床鍼灸学としてのスタート台に立ったのである．

科学的に積み上げ可能な臨床鍼灸学は，時間の経過とともにより高いレベルに発展することが可能であり，これにより多くの確実な臨床技術を習得した技術者の養成が可能となる．

経験的名人は，一代である．科学的教育が可能な学問は，組織的に継承が可能である．

鍼灸が21世紀の人々へ貢献することを，確実に可能にできる．

> **key words**
>
> **臓腑経絡経穴系**
> 古代中国医学における，人体構造・機能論といえる．臓腑と経絡が，肺の臓と肺経という経絡が機能的ユニットとなり12の臓腑が12の機能的ユニットとなり，機能的ユニットが統合されて人体を構成する．

▷ 2 ──────────鍼灸治療とは

私たちの体は，環境の変化に対して反応し調節できる力をもっている．この力を恒常性保持機能という．しかし，日常的には，腰が痛い，疲れがとれないなどの訴えをもつ人々が大勢存在する．恒常性保持機能が調整しきれずに体のあちこちに歪みが生じている．

生活環境からの種々のストレスが，生体に調節しきれない歪みを生む．
① 生活環境からのストレスにはどんなものがあるか．
環境そのものからのストレスもあるが，近年，強く指摘されているのがライフスタイルである．これは別の科目（衛生学）として対応しなければならない．ここでは生体側の問題に絞ろう．

3

② 調節しきれない生体の歪みを改善する？

歪みは恒常性保持機能の力を超えて起きるため，以下の対策が考えられる．

> ア）歪みを改善させるための歪みに対する直接的な刺激

刺激療法として症状に対し刺激を与えて行う治療．

> イ）恒常性保持機能の強化

運動不足などが原因で多くの人々は恒常性保持機能の本来の力を発揮しにくい状態にある．これを調整し整える．

> ウ）自覚されていない軽微な機能的異常への対応

自覚されていないけれども種々の軽微な機能的異常が，生体の本来の反応性を妨げ調節しにくい状態を作っている．これらを改善し生体の反応性をよくする（未病に対する対策）．

現在は多く，ア）が中心の教育が行われている．その結果，わが国では，鍼灸治療を受ける患者は，痛みを主訴とする運動器疾患の患者が90数％となっている．運動器に対しては直接，刺鍼できること，トラブルのある部をねらい打ちできること，そして直後効果があることが，痛みを主訴とする運動器疾患に対しての治療法として鍼灸を存在させている．しかし，内科系疾患に対しては，訴えの対象に直接，刺鍼することが難しいので，当然，イ），ウ）が求められる．

ア），イ），ウ）の三つが総合されて治療が構成される．種々の生体の歪みを抱える現代人には，三つを総合した治療こそが求められている．

key words

未病
病気という状態ではないけれども，その予兆のある状態．平成9年度の厚生白書で，生活習慣病の解説の一環として，東洋医学の「未病の概念」として紹介され注目された．

▶3 恒常性保持機能を調整する方法

恒常性保持機能を調整する方法を文字で表すと，以下の三つとなる．
① 刺激する場は，皮膚，皮下組織．
② 患者の治療を受ける体位は坐位で．
③ 呼吸相の呼気時に刺激を与える．
そして，具体的な刺激の仕方としては，ツボは外関が用いやすく，呼

吸の回数で，20〜30呼吸回行う，というものである．これだけである．

　しかし，これだけ覚えたのでは，経験医術の補術をいくつか覚えたのと同じである．学問としての積み上げ，発展が期待できない．

　学問として経験の積み上げができ，発展させ，次に継承できるものとするために，なぜそうなのかを知ることが重要である．伝統医術の心を汲み，「なぜそうなのか」を示すことこそが，本書の趣旨であり，科学的視点に立つ鍼灸療法の心である．

2 なぜそうなのか：臨床鍼灸学の意味

▷ **1** ……………………………………………刺鍼反応と痛み刺激による反応

1）刺鍼反応

　刺鍼により何が起きるのかがまず問題である．

　図2の被験者は，35歳の健康男子である．右の合谷に刺鍼（1.5 cm）し，30秒間雀啄刺激をしたところ，刺激中から手背の皮膚温が1〜1.5℃ほど低下し，3〜4分で回復した．刺鍼によるサーモグラムの典型的反応である．実は**昭和46（1971）年**，サーモグラフィで観察した刺鍼の世界で最初のデータである．**図3**は，精神的刺激として被験者に暗算をさせたときの皮膚温変化を記録したものである．図2との比較により刺鍼時

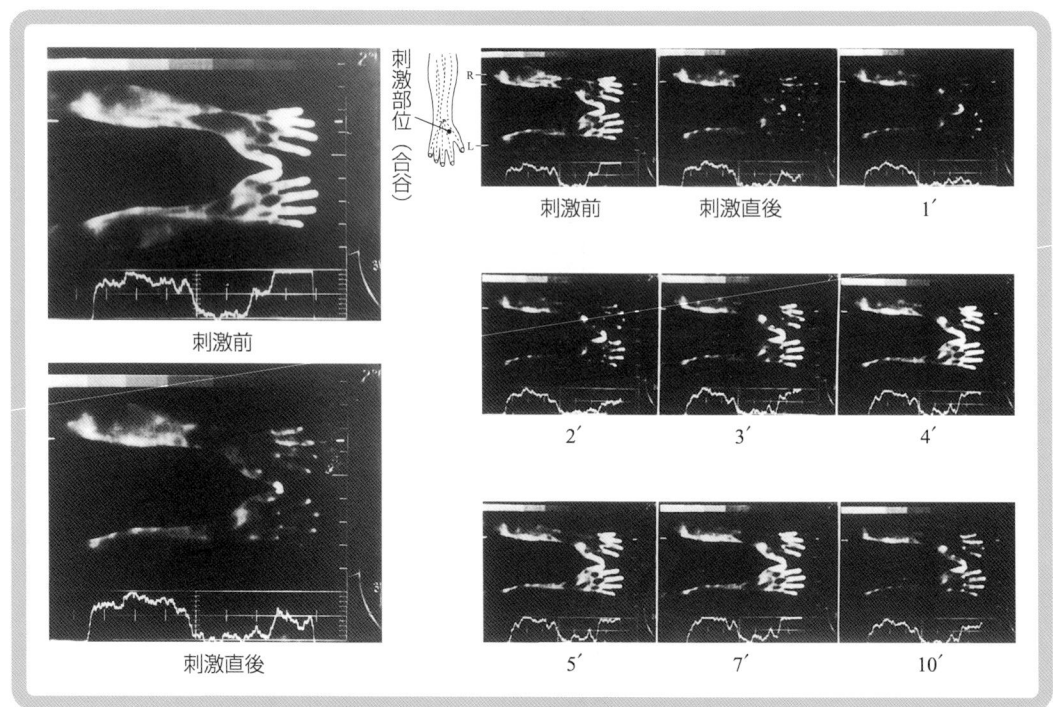

図2　合谷への刺鍼による皮膚温変化　30秒間雀啄刺激

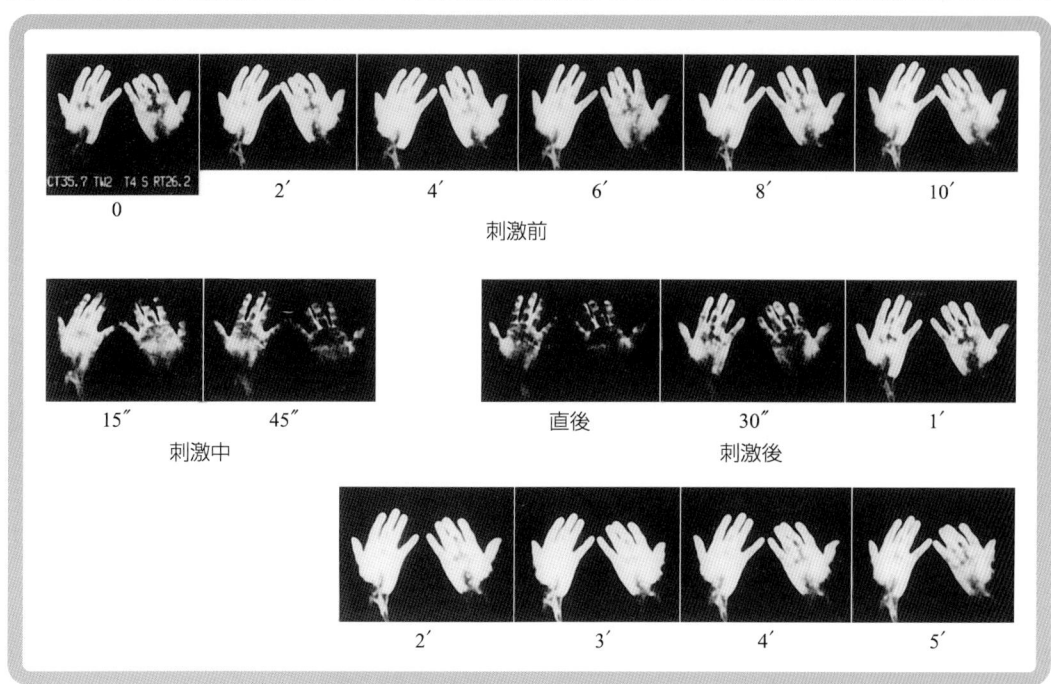

図3 精神的刺激（暗算）による皮膚温変化（30歳女性）

の反応と基本的に同じであることがわかる．図4は，施灸による反応である．鍼の反応と変わらない．刺鍼，精神的刺激，施灸による熱痛ともに，サーモグラフィで観察すると，一過性に皮膚温が低下し，その後回復するという反応を起こす．一方，図5は，極めて軽微な刺鍼刺激である．ほとんど皮膚温は低下することなく，刺鍼後皮膚温が上昇する．刺鍼ではこのような反応もつくることができる．

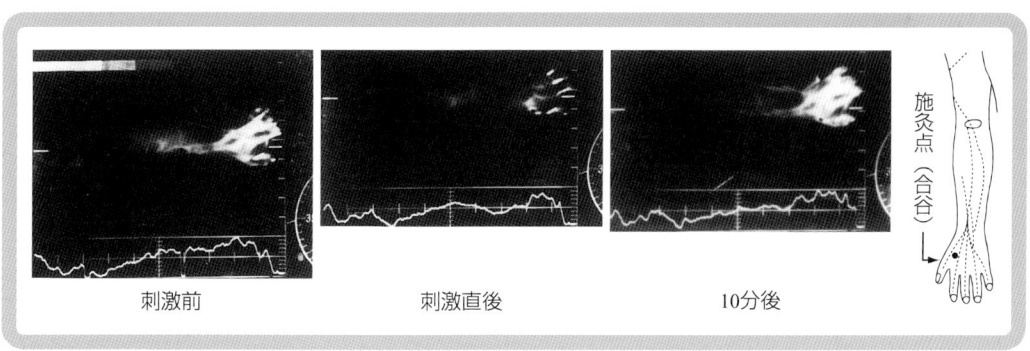

図4 合谷への施灸による皮膚温変化

2 なぜそうなのか：臨床鍼灸学の意味

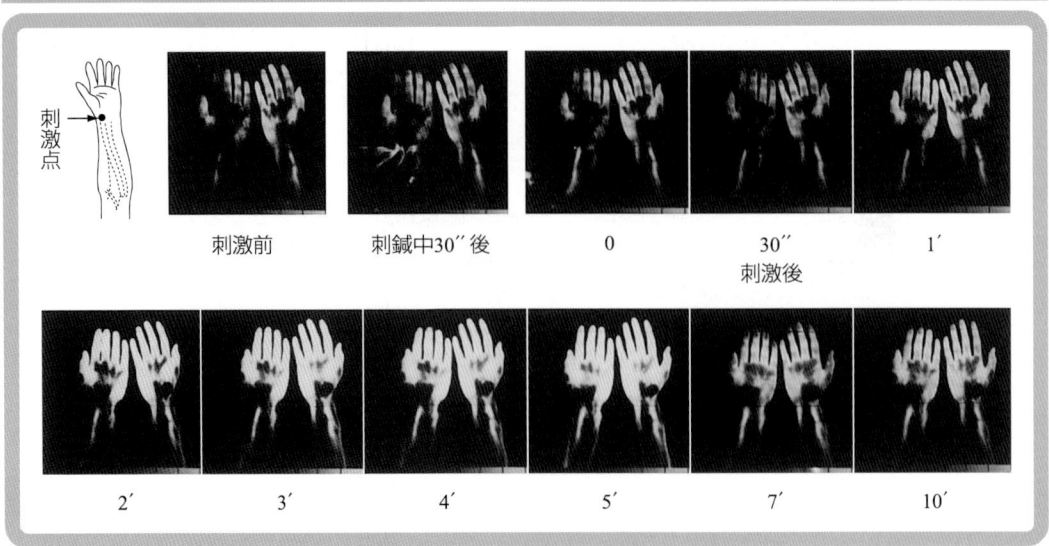

図5　軽微な刺鍼刺激1分間による皮膚温変化（26歳男性）
軽微な刺激では皮膚温の低下を起こさない反応も可能である．

2）痛み刺激による反応

　図4のように，灸の熱痛刺激では，皮膚温は一過性に低下し，回復する反応を起こす．通常の刺鍼刺激と同じ反応である．しかし，心拍数に起きる反応は，図6のように痛み刺激で心拍数は増加するというものである．図7は，刺鍼による心拍数の減少と施灸による心拍数の増加を示している．

> 痛み刺激は皮膚温を低下させ，心拍数を増加させる．
> 刺鍼刺激は，皮膚温は痛み刺激と同様であるが，心拍数を減少させる．

key words

交感神経 $\alpha \cdot \beta$ 受容体
　交感神経が各器官を支配するとき，神経の働きを器官に伝える部分に信号を受けとめる受容体がある．その受容体に α，β と呼ばれる種類がある．

　のちほど明らかになったことであるが，痛み刺激は，副交感神経機能を抑制して心拍数を増加させるほか，交感神経 $\alpha \cdot \beta$ 受容体系機能を高め末梢血管を収縮させ，心拍数を増加させる．一方，刺鍼刺激は，副交感神経機能を高め心拍数を減少させ，交感神経 β 受容体系機能を抑制し，心拍数を減少させる．α 受容体系機能を高める．
　以上のように，痛み刺激と刺鍼刺激とでは明らかに生体反応が異なる．刺鍼刺激は痛み刺激ではないのである．痛い鍼は，治療ではない．生理学で，刺鍼刺激に侵害刺激という言葉を用いることがあるが，刺鍼刺激は生体に軽微な傷をつけるけれども，反応は痛み刺激とは異なるものであり，侵害刺激というべきではない．

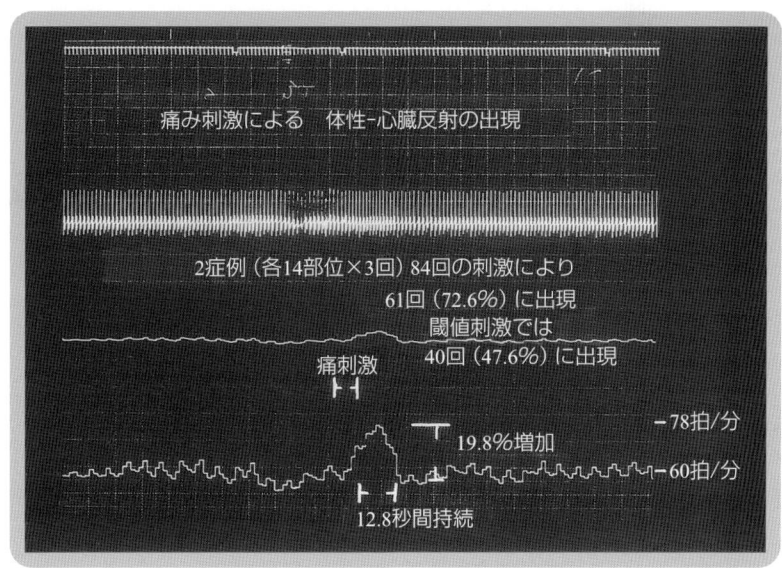

図6　痛み刺激による心拍数の増加

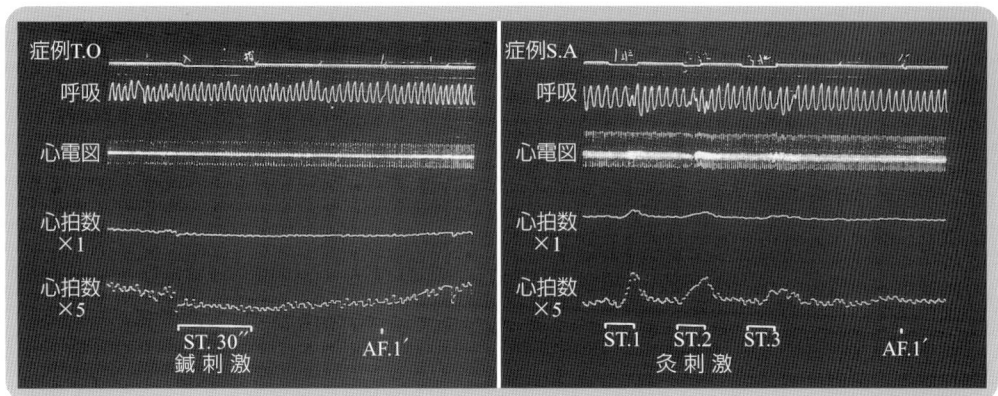

図7　鍼刺激と灸刺激による心拍数の変化
　鍼刺激（左図）では心拍数が減少し，灸刺激（右図）では増加する．灸刺激の心拍数増加は熱痛刺激としての反応である．ポリグラフによるデータである．

▷ 2　　　　　　　　　　　　　刺鍼による自律神経反応研究

　佐藤昭夫博士の実験動物を対象とした体性-内臓反射の研究を知り，著者はこれを人体で行うことで，経絡や鍼の自律神経研究を開始した．
　図8は，刺鍼による心拍数の減少反応である．刺鍼により心拍数は減少するか，反応しないかである．痛みを与えない限り心拍数が増加する

2 なぜそうなのか：臨床鍼灸学の意味

key words

ポリグラフ
心電図，筋電図，脈波などの種々の生体現象を同時に記録できる装置．
ポリグラフでは，心拍動の時間を計測し，それを1分間の心拍数に換算し曲線として表現している．曲線が上に変化するのは心拍数の増加を，下に変化するのは減少を意味している．1拍の変化を1mmの上下動として表現できる．

瞬時心拍数
1分間を数えずに，1拍動の時間を測って1分間の心拍数に換算したものを瞬時心拍数という．

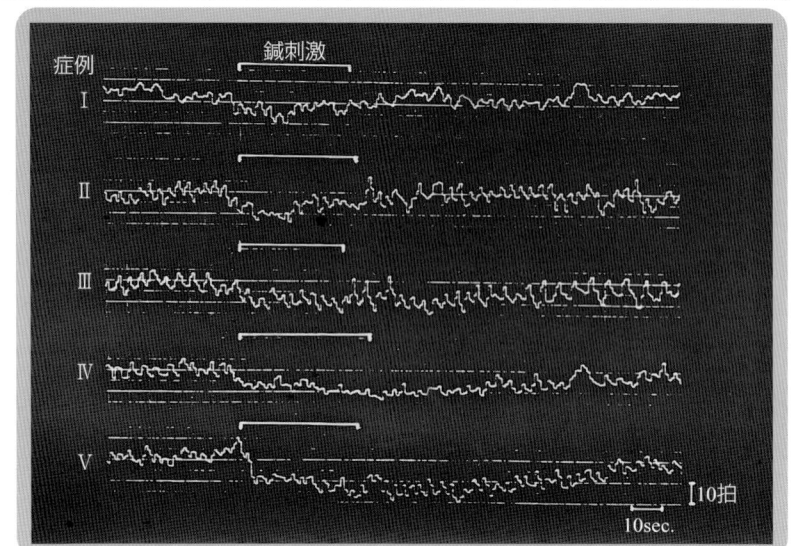

図8　鍼刺激による心拍数の減少反応

ことはまずない．

刺鍼による心拍数の減少反応は，無侵襲的に，しかも手軽に観察できる，生体の反応性を学ぶには格好の現象である．

生体反応には，まず，季節差がある．春，秋は反応しやすく，冬，夏は反応しにくくなる．自律神経機能の季節変動である．次に，個体差がある．ここでは詳しく触れないが，個体差とは何かを知るには，また生体の自律神経機能を学ぶには，すばらしい題材である．刺鍼による心拍数減少反応は，個体の中での部位差が出にくく，全身どこでも反応が起きる．

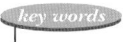 3　刺鍼による心拍数減少反応の自律神経メカニズム

key words

自律神経遮断剤
交感神経・副交感神経機能をそれぞれ遮断する薬物がある．眼底検査の時に用いられる瞳孔を散大させるアトロピンは副交感神経機能の遮断剤である．

刺鍼により心拍数の減少が起きることは，ポリグラフによる観察でよくわかっていた．

それよりも心拍数の減少と自律神経機能との関係を知りたかった．そのとき，鹿児島大学医学部・田中信行教授の自律神経遮断剤を用いた自律神経機能検査の研究を知った．早速，田中教授にお目にかかり，自律神経遮断剤を用いた鍼に関する研究のご指導，ご協力をお願いした．自律神経遮断剤を用いた実験はすべて，鹿児島大学においてと，大塚（東京）においでいただいて行われたものである．

図9は，刺鍼時の自律神経反応を明らかにした自律神経遮断剤を用い

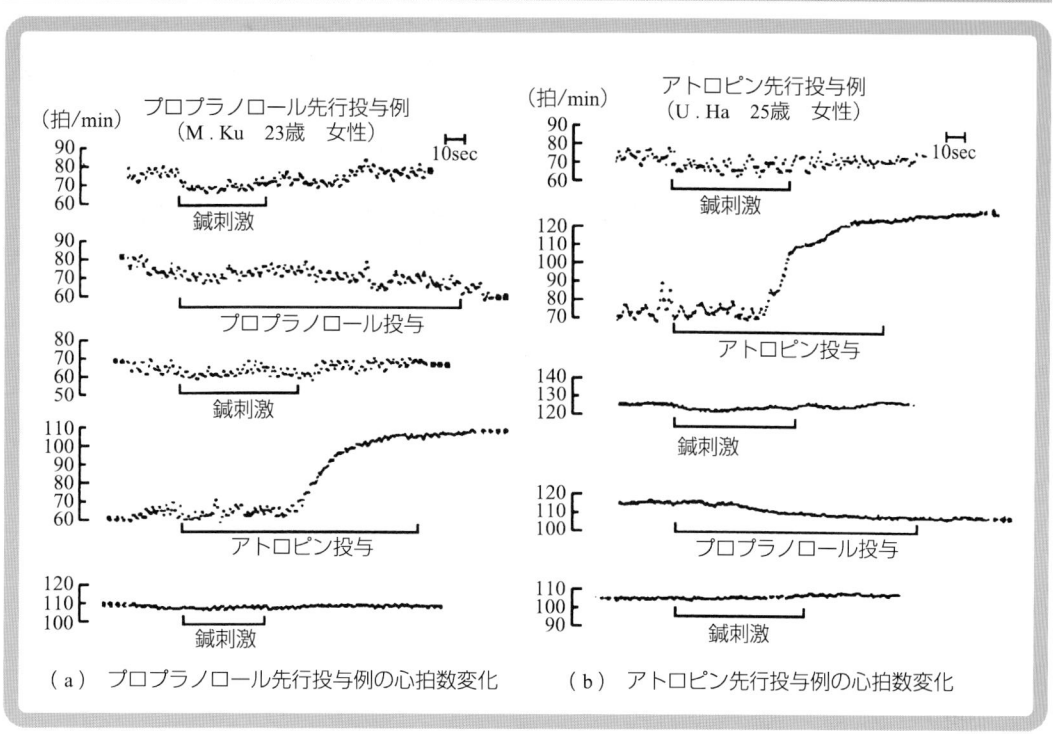

図9 刺鍼による心拍数減少反応の自律神経機構

自律神経遮断剤を用いて検討した結果，交感神経遮断下でも副交感神経遮断下でもどちらかが活動している場合には心拍数の減少は出現し，両方遮断下では出現しなかった．したがって，刺鍼による心拍数減少は，交感神経の活動抑制，また，副交感神経の活動亢進の両方の経路が作用して生ずることが推測できる．

key words

雀啄刺激
鍼の刺激法．雀がえさをついばむような動作で，刺鍼した鍼を上下に動かして刺激する方法．

たデータである．刺鍼部位は郄門である．この実験により，筋まで刺鍼し雀啄刺激をすると副交感神経機能は高まり，交感神経β受容体系機能が抑制されることが明らかになった．**1982年**のことである．

刺鍼により心拍数が減少しない状態で自律神経機能を遮断しても実験の目的を明らかにできないので，まず，13名の被験者を対象に，刺鍼により心拍数が減少するかを調べた．減少を確認できた男子2名，女子4名が自律神経遮断剤の実験対象となった．

(a)プロプラノロールで，交感神経β受容体系機能を先に遮断しておいて刺鍼すると，心拍数の減少が起きた．アトロピンで副交感神経機能をも遮断すると刺鍼による心拍数の減少は起きなかった．したがって，副交感神経機能だけが活動中の刺鍼による心拍数の減少反応は，副交感神経機能の亢進によって生じていたことがわかった．次に，(b)アトロピンで先に副交感神経機能を遮断し，刺鍼すると心拍数の減少が起きた．そして，プロプラノロールで，交感神経β受容体系機能をも遮断すると刺鍼による心拍数の減少は起きなくなった．したがって，副交感神経機能を遮断し交感神経β受容体系機能のみが活動中の刺鍼による心拍数減少反応は，交感神経β受容体系機能の抑制で起きていたことがわかっ

た．

　骨格筋中まで刺入し，雀啄刺激を与えると，副交感神経機能の亢進と交感神経 β 受容体系機能の抑制の二つのルートが同時に反応して心拍数の減少反応が起きる．痛みがない状態では心拍数は増加しないので，刺鍼によるこの逆の自律神経反応はない．

　筋まで刺鍼したときの自律神経反応は，副交感神経機能の亢進と交感神経 β 受容体系機能の抑制と，臨床的には交感神経 α 受容体系機能の亢進が同時に起きる．この三つが同時に起きていては自律神経機能を意図的に操作することは難しい．この三つの反応をなんとか分離し，自由に用いられないかということが課題となった．

　この課題を解くのに，なんと 1991 年までの 9 年間がかかった．人を対照とした実験研究は，時間と人手と費用のかかる仕事であり，単純な仕事ではない．鍼の深浅，呼吸相，体位という三つの条件を組み合わせて初めて導ける反応ということが，しかも 1 例について，8 通りもの実験を行わなければならないということが困難さを大きくしていた．9〜11月が，実験には最もよい時期である．季節差があるから，その間に済ませなければならない．夜は被験者が実験中に寝てしまいやすいので，生体のよい条件を選ぶと昼である．つまるところ休日ということになる．自律神経機能を学ぼうというものにとっては，秋の休日は勉強の最も大切な時期ということになる．

　1991 年に刺鍼による自律神経反応の分離ができて，刺鍼反応とゆるぎ石（110 ページ）とが同じ現象を示していることに気づくのである．

▷ 4 　　刺鍼反応で交感神経機能は，α 受容体系機能と β 受容体系機能は独立して変化する

　図 10 は，ポリグラフの原図である．刺鍼中に手の脈波は小さくなり交感神経 α 受容体系機能が亢進していることが示されている．同時に計測している心拍数では，刺鍼中に減少しており，交感神経 β 受容体系機能が抑制されている．鍼の自律神経研究では，交感神経は $\alpha \cdot \beta$ 受容体系機能を分けて観察しなければならない．

　なお，図 11 は，触圧刺激と鍼刺激による心拍数の減少反応の違いを検討したものである．刺鍼による反応は触圧刺激による反応のおよそ 2 倍の大きさがある．刺鍼による反応と触圧刺激による反応は同じではない．

key words

心拍タコグラム
心拍動を1分間値に換算したときの速さがわかる（瞬時心拍数）ようにポリグラフで記録したもの．交感神経β受容体系機能の指標となる．

脈波
末梢血管の拍動のようすを波形で記録したもの．波形の上下の高さを波高値といい，血流のようすの指標となる．交感神経α受容体系機能の指標となる．

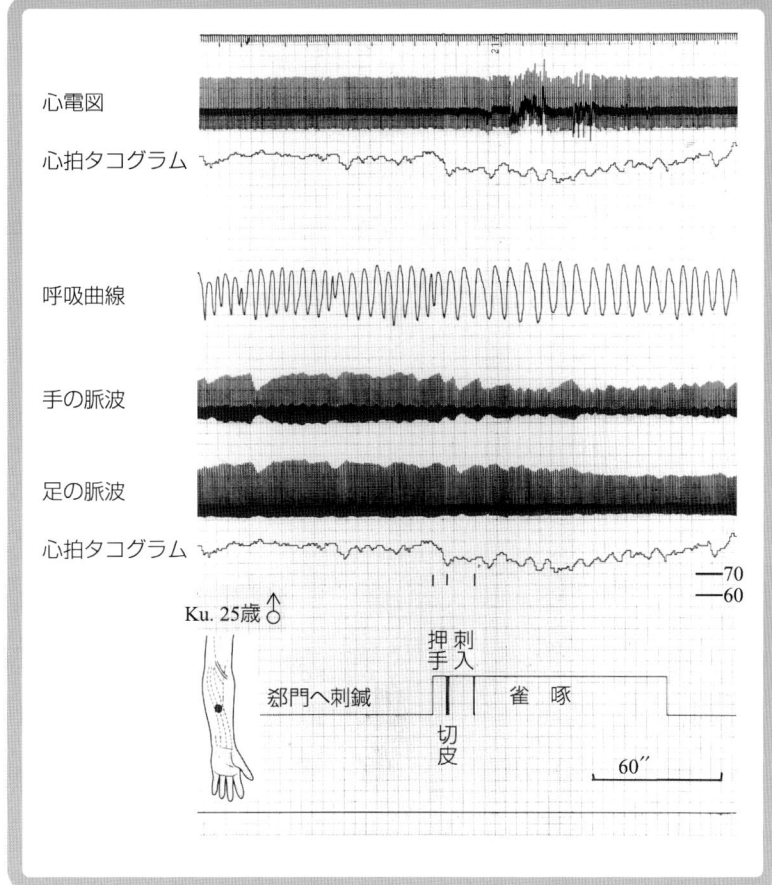

図10　刺鍼時の反応，ポリグラフ原図

　刺鍼により心拍数は減少する．しかし，そのときに手の脈派は波高値（図の上下の高さ）が，小さくなっている．脈波の波高値が小さくなるのは，交感神経α受容体系機能が高まっていることを示している．心拍数の減少は，交感神経β受容体系機能が抑制されていることを示している．もちろん副交感神経機能の亢進による部分もある．

　刺鍼による反応では，交感神経機能は，α受容体系とβ受容体系とは別々に反応する．したがって，鍼の研究では，交感神経という言葉だけでは表現できない．α，β受容体系機能を分けて観察しなければならない．

2 なぜそうなのか：臨床鍼灸学の意味

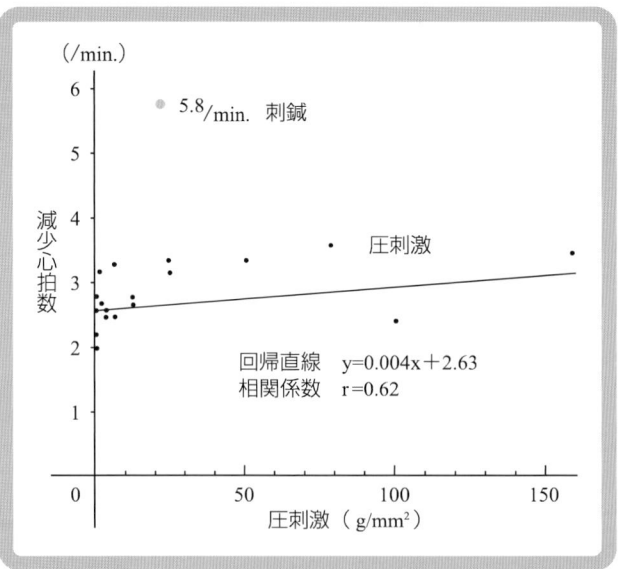

図11 刺鍼（●）と圧刺激（●）の心拍数減少反応の違い
　刺鍼による心拍数の減少反応と圧刺激による心拍数減少反応を比較した．1 mm²当たりの圧の強さを変えて検討すると，圧の強さを増しても心拍数の減少反応の大きさにはほとんど変化はない．刺鍼による心拍数減少反応は，圧刺激による反応の2倍ほどで，刺鍼による心拍数の減少と圧による心拍数の減少は，異なるものである．

▶ 5 　　　刺鍼による自律神経機能反応をいかに捉えるか

　刺鍼による自律神経反応を分離する方法を明らかにする研究においては，どうすれば分離できるかが明らかでないので，自律神経遮断剤を用いる実験は，生体への負担が大きく気軽には行いにくい．どうしても生体に無侵襲的に行える指標が必要である．生体に無侵襲的に行える指標の発見こそがこの研究の最も重要な部分である．

▶ 6 　　　無侵襲的な自律神経機能の指標を求めて

1）心拍数で観察できる自律神経機能状態

　心拍は，脈拍と同質のものであるが，心電図を指標とすることにより，正確に無侵襲的に観察可能であり，しかも交感神経，副交感神経機能が

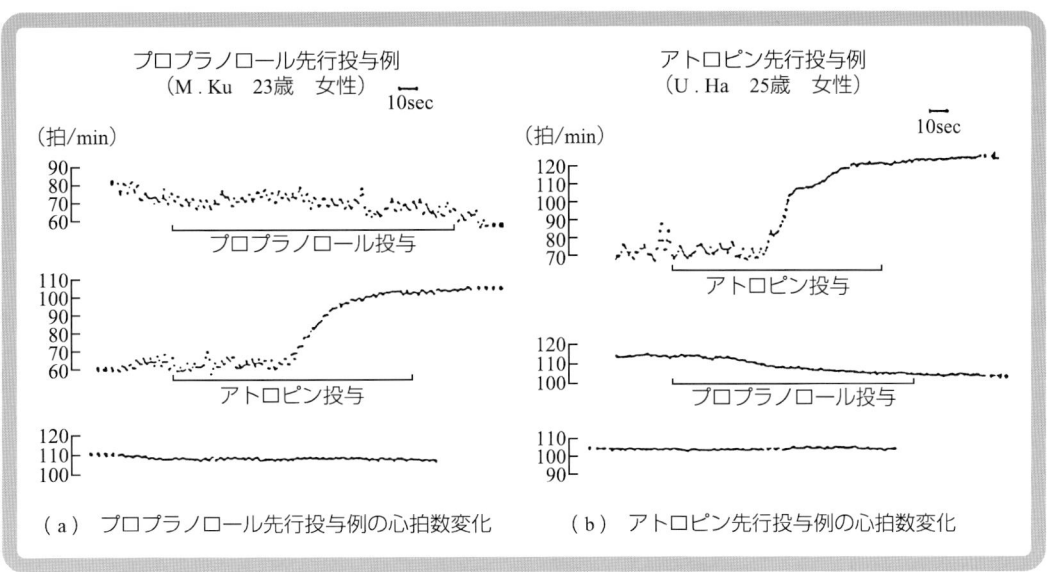

図12 心臓の自動能と交感・副交感神経機能
自律神経遮断剤を用いて心臓の自動能と交感神経,副交感神経の関与の状態をみている

適度な緊張をもって常に活動しているところから自律神経機能を観察するには最も適した現象である.

著者らは,心拍数,脈波,サーモグラフィ,血圧等を指標として,生体の自律神経機能状態を種々に変化させながら動的自律神経機能観察法として,刺鍼時の,とくに刺鍼中の生体反応を中心に多くの研究を積み重ねてきた.

2）自律神経による心拍数調節

a．心臓の自動能と自律神経調節

心臓は,それ自身自動能をもっており,神経支配がなくても心臓自身の力で拍動する.その心筋に交感神経と副交感神経が二重支配し,拍動を調節している.

図12は,自律神経遮断剤を用いて心臓の動きに対して交感神経,副交感神経の関与の度合いと心臓の自動能について見たものである.

図12(a)は,最初に自律神経遮断剤プロプラノロールを用いて交感神経β受容体系機能を遮断し,続いてアトロピンを用いて副交感神経機能をも遮断したものである.成人では,心臓の自動能は,毎分100拍前後といわれているが,本症例では,108拍のところにある.心臓の自動能は非常に安定的であることがわかる.

図12(b)は,自動能が105拍を示している.

b．心拍数の自律神経調節

図12で示したようにアトロピンによる副交感神経機能遮断により50から60拍,心拍数が増加している.このことは,通常の状態では,副交

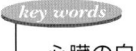

心臓の自動能
心臓は,支配している自律神経から切り離しても自動的に拍動できる力を持っている.この力を心臓の自動能という.成人では,1分間に100拍動前後である.

感神経の働きによってそれだけ心拍数が引き下げられていることを示すものである．また，プロプラノロールによる交感神経β受容体系の遮断により20拍前後，心拍数が減少している．これは，交感神経の働きにより，通常の状態では，それだけ引き上げられていることを示すものである．このように心拍動は，心臓の自動能による拍動があって，これに交感神経の働きで20拍前後引き上げられ，また副交感神経の働きにより60拍前後引き下げられている．

心拍数に関して交感神経と副交感神経は拮抗的に作用しているが，単に拮抗的なだけでなく，以下に述べるように各現象について機能を分け合っている．

C．心拍動における交感・副交感神経の機能分担

図13, 14は，嚥下，深呼吸，暗算，立位等の刺激を行ったときの心拍動への影響を自律神経機能を遮断して調べたものである．データは，皆，ポリグラフで観察した1分間値に換算した瞬時心拍数である．

図13で観察できるように，嚥下による心拍数の5～10拍の一過性増加，深呼吸による変化（およそ20拍前後，吸気時に増加し呼気時に減少

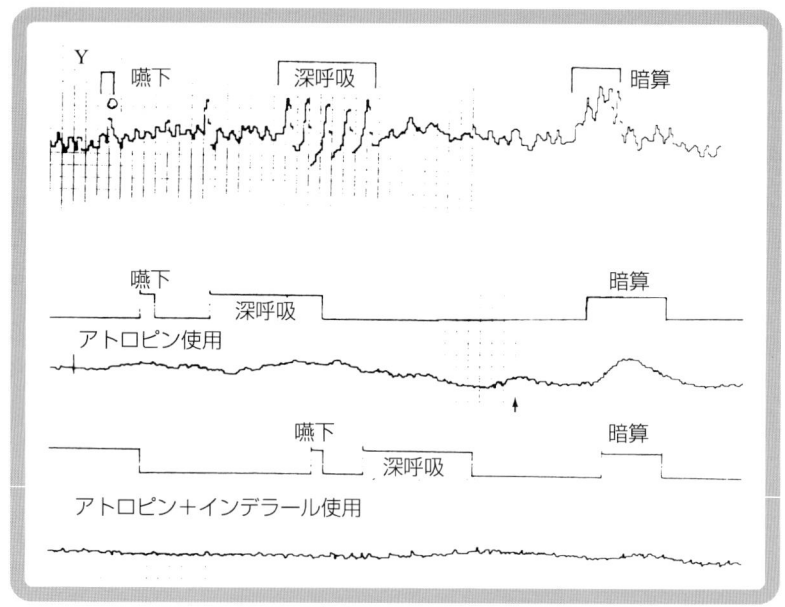

図13　心拍数変化と自律神経機能

心拍数の変化をグラフに描かせている．グラフの上昇は心拍数の増加を，下降は減少を示す．上段は，通常の状態で嚥下，深呼吸，暗算（精神緊張）をしたときの心拍数の変化を示す．嚥下では一過性の増加，深呼吸では，吸気時に増加を呼気時に減少を示し，暗算では増加している．中段は，アトロピンによって副交感神経機能を遮断した状態でのものである．嚥下，深呼吸時の反応がなくなり，副交感神経機能により支配されていることが分かる．暗算時の反応は起きており，副交感神経機能ではないことをも示している．下段は，アトロピンとインデラールを用いて，交感神経β受容体系機能をも遮断した状態でのものである．暗算時の反応も消失する．

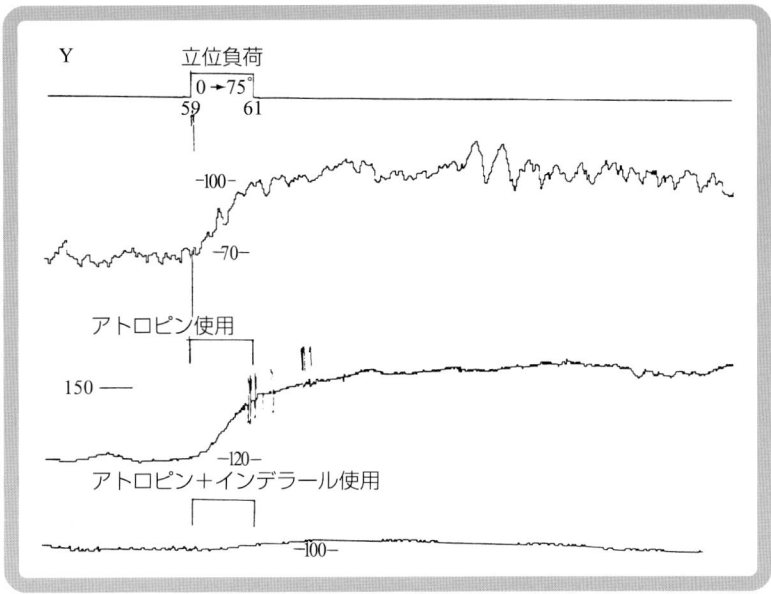

図14 体位変換と自律神経機能
　中段のアトロピンで副交感神経機能を遮断した状態での体位変換による反応は，上段の反応とほとんど同じである．ということは，副交感神経の遮断によって臥位時の心拍数は，70から120に増加しているけれども体位変換による変化は同じである．体位変換による心拍数の変化には副交感神経機能の関与が極めて小さいことを示している．

する）は，副交感神経機能を遮断することにより消失する．したがって，嚥下や深呼吸，呼吸による心拍数の変化は，副交感神経の作用によることがわかる．しかしながら，暗算による心拍数の増加は，副交感神経機能の遮断では消失せず，呼吸性動揺はなくなるが，心拍数の増加が観察できる．しかし，交感神経機能も遮断してしまうと心拍数の増加がみられなくなる．これによって暗算による心拍数の増加は，交感神経 β 受容体系の作用によることがわかる．

　深呼吸によって20拍前後もの心拍数の変化が生ずるが，吸気時には，心拍数は増加し，呼気時には減少する．

　図14は，臥位から立位に体位の変換をしたときの心拍数の変化をみたものである．

　この実験では，チルトベッドを用いて他動的に被験者に立位をとらせた．立位になると30拍ほどの心拍数の増加が観察された．アトロピンで副交感神経機能を遮断した状態での体位変換でも呼吸性動揺が失われているが，心拍数の増加は，上段の薬物を使用していないときとほとんど変わらない増加が生じている．しかも，臥位から立位にさせると交感神経 β 受容体系機能が体位の変化とともにリアルタイムで変化することが観察できる．しかし，交感神経系も遮断してしまうと体位変換による心拍数の増加はわずかにみられるだけである．体位の変換に対して交感

---

key words

チルトベッド　チルトアップ
　胃のX線撮影をするときなどに用いられている，立たせたり寝かせたりを自動的に動かしてできるベッド．立たせる方向の動作をチルトアップという．

神経機能が主体的に働いていることが観察できる．両神経機能を遮断したときにみられるわずかな心拍数の増加が，何によるかは不明である．このように臥位から立位に体位変換をしたときに生じる心拍数の増加は，その多くが交感神経β受容体系の働きによるものである．

立位時には，血液中のノルアドレナリン，アドレナリンの量が増え，全身的に交感神経の働きが盛んになる．このときに副交感神経機能がどのような影響を受けるのかは，臨床的に極めて興味深いことであるが，いわゆる健康者で1/3の人はほとんど変化せず，もう1/3の人はわずかに機能が高まり，残り1/3の人は機能が低下する．立位が副交感神経機能を低下させるケースが臨床的に問題である．それは，立位により副交感神経機能抑制反応が起こり，そのことが起立性低血圧，車酔いなどに関わっているものと著者は考えている．

以上のように交感神経と副交感神経は，単に拮抗的ではなく，機能的にいろいろの現象を分担支配している．このことを活用すると心拍数の変化が交感神経の働きによるものか，副交感神経の働きによる変化であるかを区別して観察できる（58ページ　深呼吸による副交感神経機能抑制の観察参照）．

3）自律神経機能の指標としての自律神経機能関与度の考え方

自律神経遮断剤を用いることにより，心機能に対する自律神経機能の関与の状態を知ることができる．そして下記の関係にあることがわかる．

心臓の自動能による拍動数＝
　安静時心拍数＋（副交感神経機能関与分－交感神経機能関与分）
　　……心拍数にみられる自律神経機能関与関係式

心臓の自動能による拍動数は，$100 \pm \alpha/\mathrm{S}$（$\alpha$ は，個体差）と表現できる．

安静時心拍数はいつでも手軽に観察可能である．

副交感神経機能の関与分か交感神経機能の関与分かのどちらかを知ることができれば，上記の「心拍数にみられる自律神経機能関与関係式」から，残りの一つも知ることができることになる．

臥位から立位になったときの心拍数の増加分は，プロプラノロールによって遮断したときの心拍数への交感神経機能の関与分と**図15**にみられるように高い相関を示す．したがって，臥位から立位への体位変換による心拍数の変化を観察して，交感神経機能の関与のようすを知ることができる．図15からわかるように，プロプラノロールによってわかる交感神経の関与分よりも，臥位から立位になったときの心拍数の増加分は，やや大きな数字として得られる．交感神経機能が大きめの数字として得

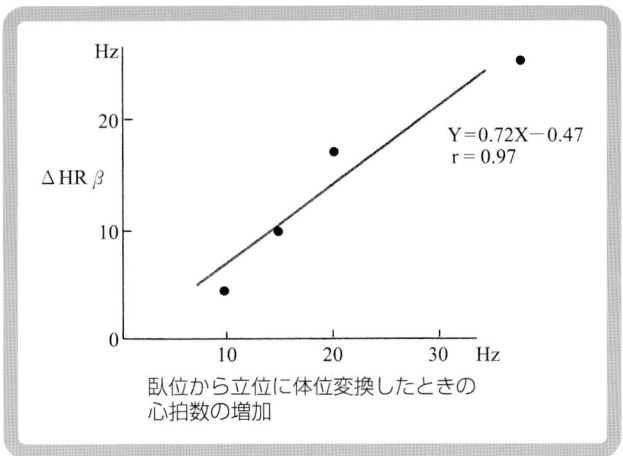

図15 安静時交感神経β受容体系関与と臥位から立位への体位変換による心拍数増加
△HRβ：交感神経β受容体機能を遮断したときの瞬時心拍数の変化量
Y＝0.72X－0.47：このデータの回帰直線の式である．さらにデータを多くしたときにこの直線の周辺に分布すると考えられる．
r＝0.97：相関係数

られることは，前記の式から，副交感神経機能も大きめに得られることを示している．このようにして，体位変換により得られた数字を基に，「心拍数にみられる自律神経機能関与関係式」から得られたものを，交感神経機能関与度，副交感神経機能関与度と著者は呼んでいる．

心臓の自動能の個体差分は，これを無視して，100/sとしたとき，自動能が100より大きい場合には，交感神経機能関与度は，体位変換させて心拍数の変化を測定するので関わりはないが，副交感神経機能関与度は，小さめになる．自動能が100/sより小さいときは，大きめになる．このようにいくつかの問題点を有しているので，自律神経機能の活動状態を絶対評価する指標としては適当ではないが，短期間内における刺激前後の自律神経機能の変化の方向性を知るには，無侵襲的であること，心電図の測定で観察可能なので，連続的に繰り返し測定が可能である点などから，自律神経機能状態を知る優れた指標となり得ると考えている．とくに，各個体における刺激前後の反応を比較するには，心臓の自動能の個体差はまったく問題にならない．

そこで，臥位から立位への体位変換がかぎを握ることとなる．

4）自動立位と他動立位

図16は，臥位から立位への体位変換が平均心拍数と血液中のカテコールアミンの変化とどのような関係にあるかをみたものである．おおむね満足できる関係にある．

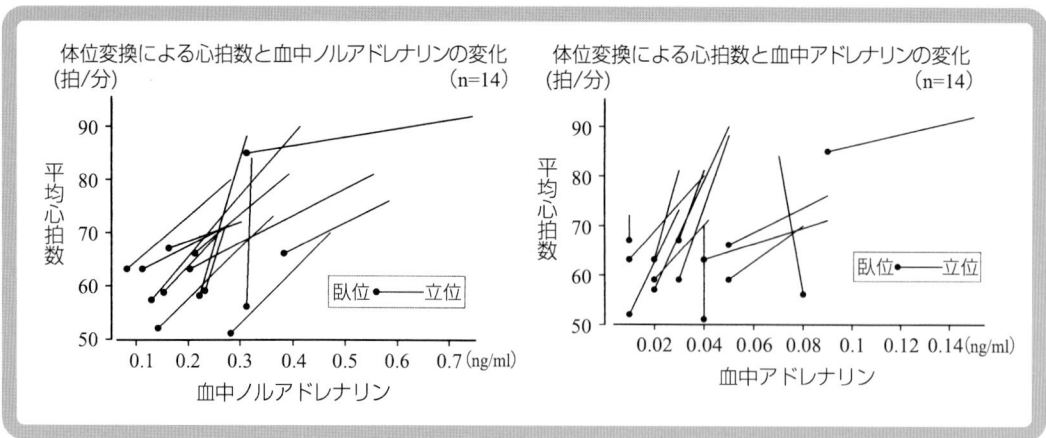

図16 体位変換による心拍数の変化と血液中のアドレナリン，ノルアドレナリンの変化

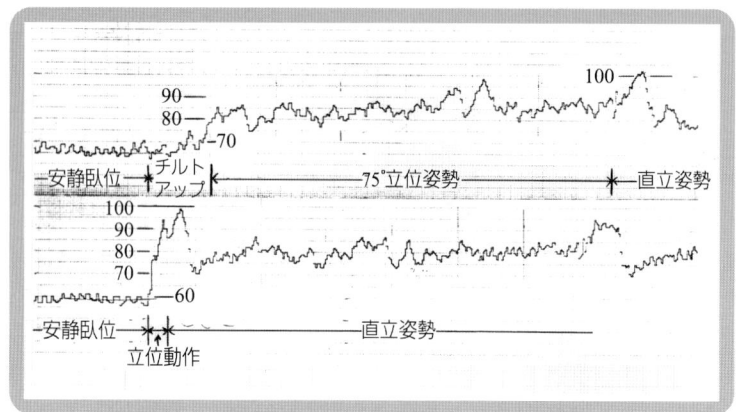

図17 他動および自動立位時の心拍数の変化
上段が他動立位，下段が自動立位である．最も標準的な反応例(23例中10例)である．

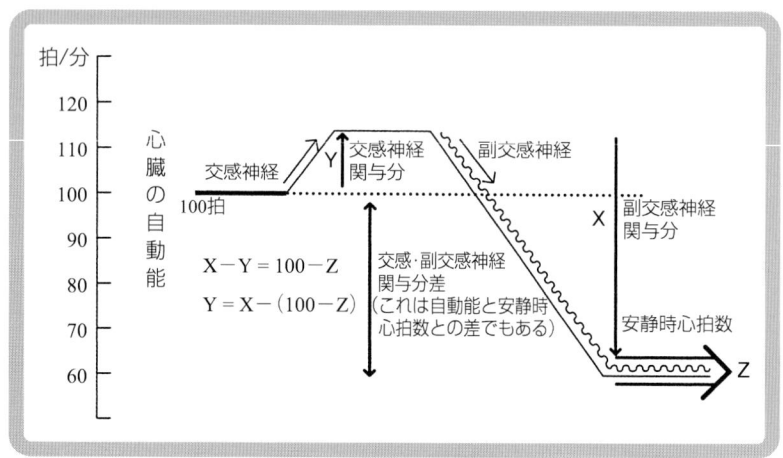

図18 心拍数の調節構造
心臓は，100拍前後の自動能で動き，副交感神経が50〜60拍引き下げ，交感神経β受容体系機能が10〜20拍引き上げて安静時心拍数となっている．

図17は，最も標準的な体位変換時の自動・他動立位時の心拍数の変化を示している．研究の結果，自動立位，他動立位の間には心拍数の増加分に差異はなく，自動立位では，自動立位動作中の100拍ほどまでの一過性の心拍数増加分の情報量が多いことが明らかになった．したがって，自動立位を用いることとした．

5）動的自律神経機能観察法（図18）

安静時心拍数を　　　　　　：Z
交感神経機能関与度を　　　：Y
副交感神経機能関与度を　　：X
心臓の自動能を　　　　　　：100とすると，Z＝100＋Y－X となる．
X＝に変形すると，X＝Y＋100－Z となる．

安静時心拍数Zと交感神経機能関与度Yを，十分な安静を得た後，臥位5分間と立位5分間を行い，臥位，立位それぞれの3分後からの1分間平均心拍数を求めデータとする．上記の関係式からXの副交感神経機能関与度を算出する．10分間に1回ずつの測定ができる．

この無侵襲的な動的自律神経機能観察法で，以後の種々の実験が行われた．

6）臥位，立位と交感神経機能

交感神経の機能状態は，体位と関わりが大きく，立位，坐位時には緊張が高く，臥位時には抑制される．

7）呼吸運動リズムと副交感神経機能

図13にみられたように，呼吸運動と自律神経機能の関係を検討すると，呼吸運動による心拍の変動は副交感神経機能に支配されていることがわかる．

図19で，呼吸運動リズムと心拍変動を比較すると吸気時には心拍数が増加する．呼気時には心拍数が減少する．これは副交感神経機能であるから，吸気時に心拍数が増加することは，副交感神経機能が抑制されていることを，また，呼気時に心拍数が減少することは，副交感神経機能が高まっていることを示している．

呼吸運動は，生体の自律神経機能を随意的に動かすことのできる有力な手がかりであり，心臓，血管系にも大きな変動を起こす．また腹圧を変化させることにより，腹腔内臓，腹腔内循環にも大きな刺激を与える．私たちは，呼吸運動を介して，心臓・血管系，腹腔内臓に影響を与えることができ，また，人体を支配している自律神経機能の副交感神経機能を，ある部分随意的に調整することが可能なのである．そしてその手がかりが呼吸運動である．ここに古来からの健康法の多くが，呼吸に関わっている所以がある．

---

key words

腹腔内循環
消化管から毛細血管としてはじまり，集合して門脈として肝臓に入り毛細血管になる血管系．毛細血管にはじまり毛細血管に終わるところに特徴があり，リズミカルな腹圧の変化が循環を進める．

2 なぜそうなのか：臨床鍼灸学の意味

key words

呼吸曲線
　呼吸運動動作を呼気・吸気温度や胸郭の動きを指標として波形で記録したもの．吸気時，呼気時を読みとれる．

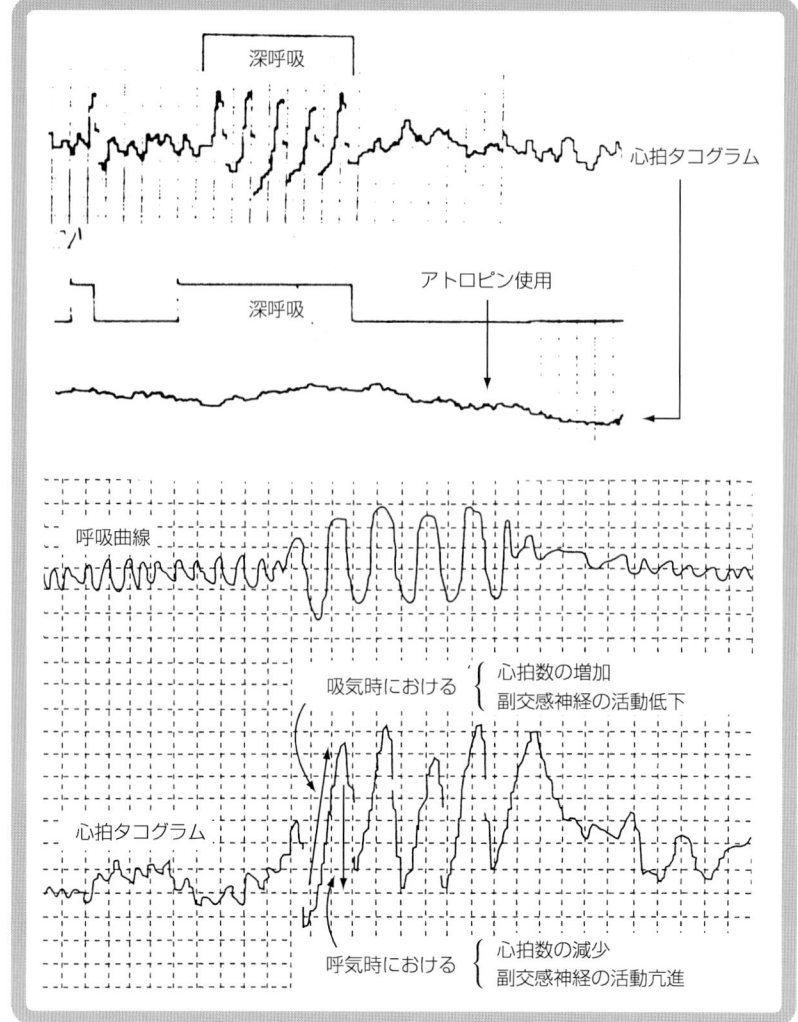

図19　呼吸運動リズムと心拍変動
　吸気時には心拍数が増加する．呼気時には心拍数が減少する．上段に見られるように呼吸運動による心拍変動は，副交感神経機能によるものである．したがって，吸気時には副交感神経機能が低下し，呼気時には副交感神経機能が高まっている．

7　刺鍼による交感神経反応と副交感神経反応をいかに分離するか

　浅刺・呼気時・坐位の刺鍼法の発見と生体機能を主体とする刺鍼法．交感神経との関わりで体位（坐位と臥位），副交感神経との関わりで呼吸運動（呼気時と吸気時），それに鍼の深さの3つの条件を組み合わせて実験を行った（もちろん，ここに到達するには，条件を1つずつ，

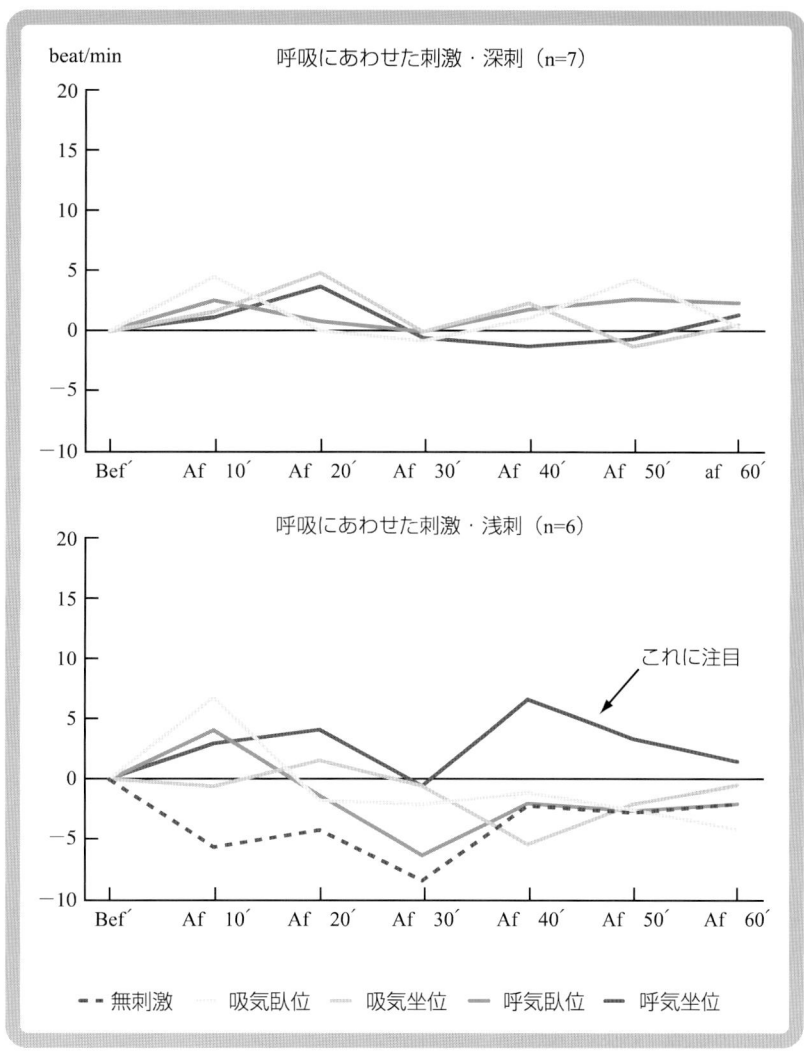

図20　副交感神経機能関与度の変化
浅刺・呼気時・坐位の組み合わせのときの反応が特徴的である．

あるいは2つずつなどの実験を試み，うまくいかなかった何年もの経過があるわけである）．

　鍼の深さは，皮膚・皮下組織（浅刺：5 mm 刺入）と筋（深刺：15 mm 刺入）の2つの刺激とし，下記の8通りの組み合わせができる．

　　　　浅刺・呼気時・坐位　　　　深刺・呼気時・坐位
　　　　浅刺・呼気時・臥位　　　　深刺・呼気時・臥位
　　　　浅刺・吸気時・坐位　　　　深刺・吸気時・坐位
　　　　浅刺・吸気時・臥位　　　　深刺・吸気時・臥位

　図20は，副交感神経機能関与度の8通りの実験結果のデータである．浅刺の呼気・坐位の組み合わせがおもしろい動きをしていることに注目した．そこでさらにデータをきれいにするために，呼吸をメトロノーム

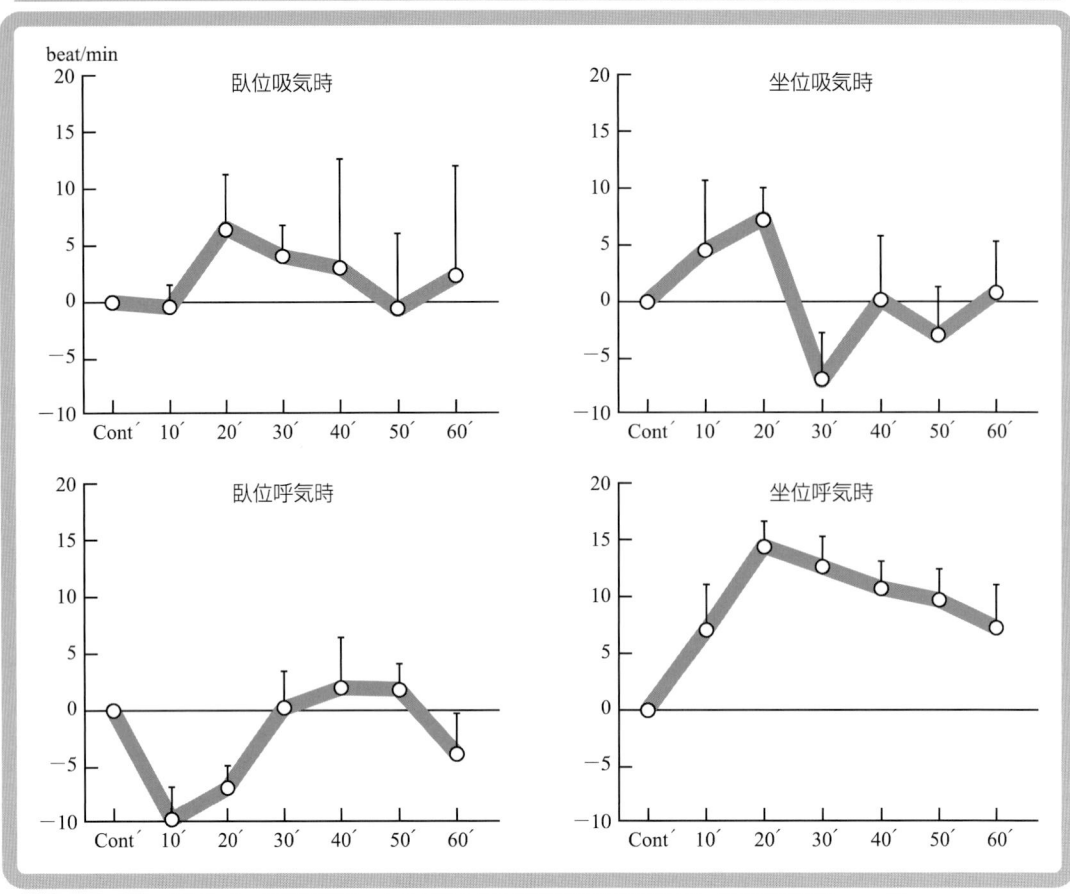

図21-1 呼吸管理による副交感神経機能関与度の変化(管理呼吸下 n=3)
浅刺・呼気時・坐位の刺鍼法のときに副交感神経機能の持続的高まりが起きることが明らかになった．

　　　　　　　　　　　　　　　で吸気，呼気を管理して実験したのが**図21-1**である．明確に浅刺・呼気時・坐位の刺鍼が持続的な副交感神経機能関与度の高まりをみせていることが判明した．それでは深刺・呼気時・坐位の刺鍼が，なぜ，同様の反応をつくらないのかを考察し，深刺は，交感神経刺激をしているのではないかとの仮説を立て，それを確かめるために，浅刺と深刺，そして交感神経機能と関係の大きい臥位と坐位の2つの条件で4通りの実験を9例の被験者で試みた．交感神経にターゲットを絞ったので，副交感神経に関連の呼吸の条件は外せたのである．

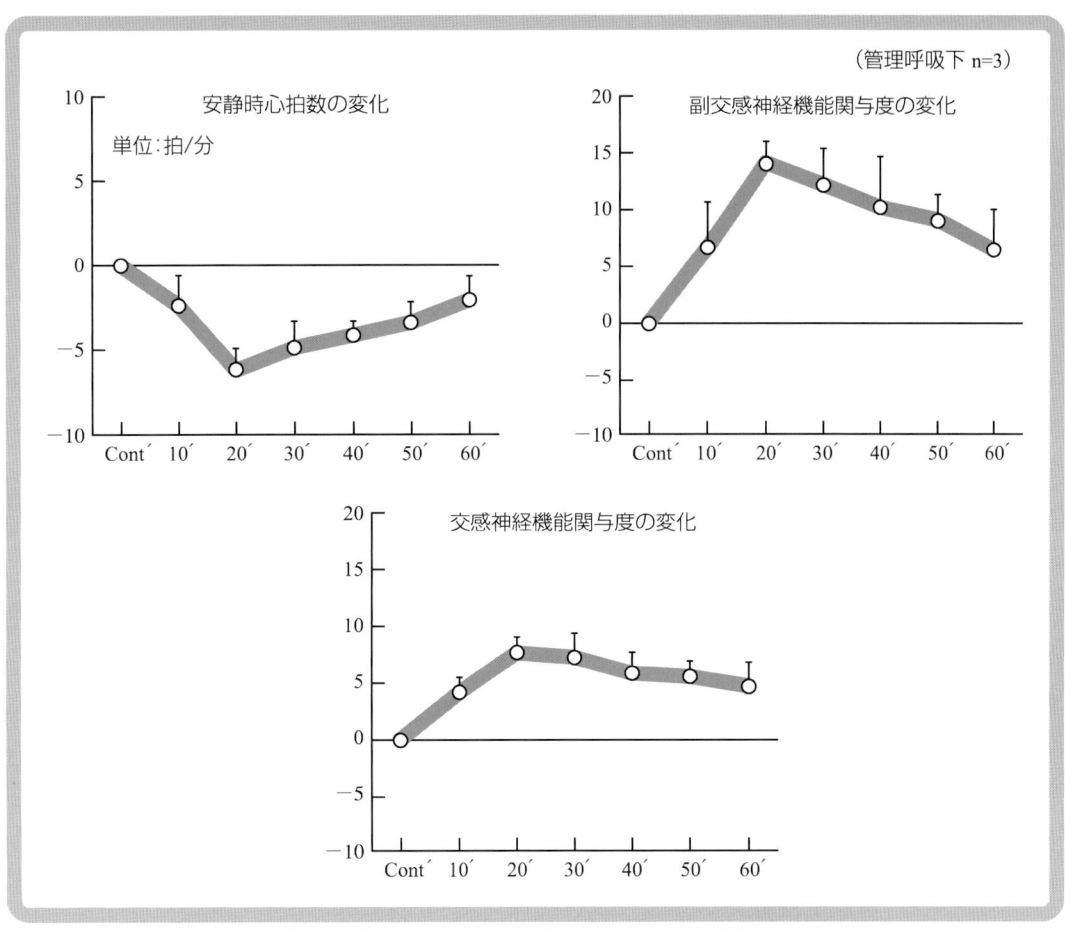

図21-2　浅刺・呼気時・坐位の刺鍼による自律神経機能関与度の変化
　刺鍼20分後にピークをもつ持続的な反応を示す．副交感神経機能関与度が持続的に高まり，交感神経機能関与度の高まりが誘起されている．交感神経機能関与度は誘起されているというところが重要なところで，刺激されての交感神経反応はリバウンドする反応で，持続的な反応は起きにくい．

　図22がその結果である．やはり，交感神経機能関与度に変化を与えているのは深刺の臥位であった．臥位のAf.10分で個体差の小さい揃った反応をしているのは，臥位時が生体では交感神経機能が抑制方向を向いており刺鍼によって起きる反応が交感神経β受容体系機能抑制であるから，臥位の状態のほうが反応が起きやすいためである．交感神経反応は，Af.10分のみですぐに元に戻る反応を示す．リバウンドするところに特徴がある．浅刺では，af.10分で坐位，臥位とも反応していない．浅刺は，交感神経β受容体系機能抑制刺激とはならず，深刺がする．個体差なく反応するのは，臥位である．

　以上から，副交感神経機能関与度の高まりをつくる刺法は，浅刺・呼気時・坐位の刺鍼法であることが判明した．また，**交感神経β受容体系機能抑制反応**の**刺激受容部位**は**筋**である．

2 なぜそうなのか：臨床鍼灸学の意味

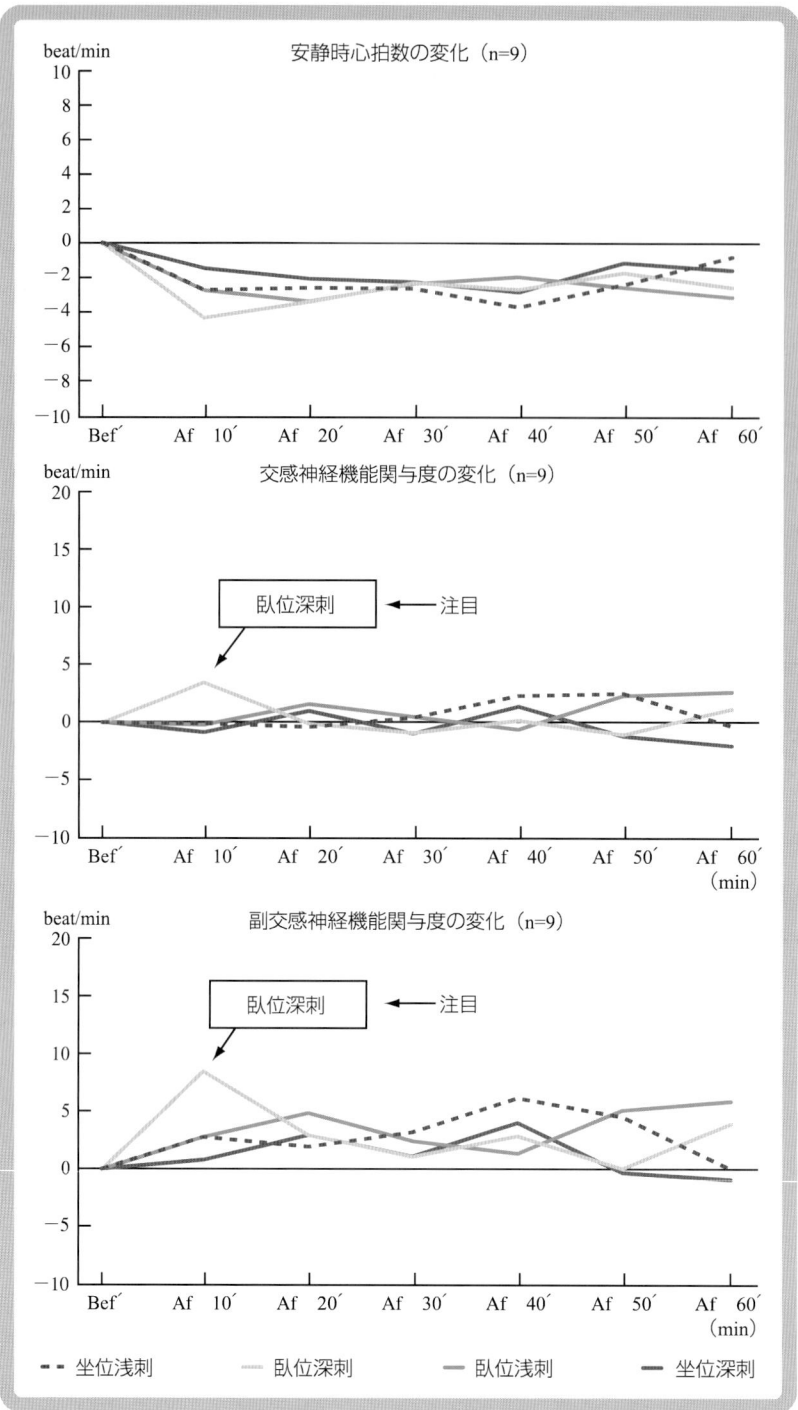

図22-1 深刺（筋刺激）が交感神経刺激をするかの検討

交感神経機能関与度の変化（n=9）

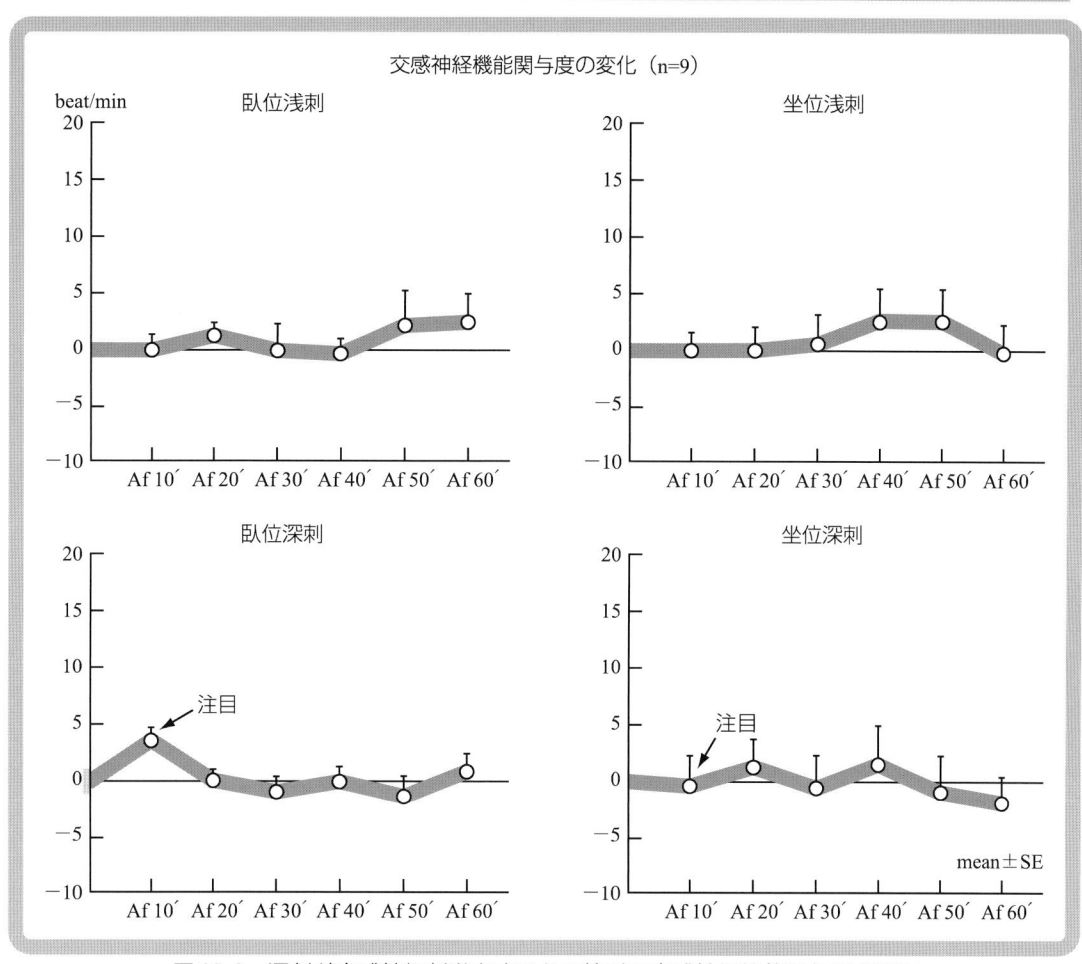

臥位浅刺 / 坐位浅刺 / 臥位深刺（注目: Af 10′） / 坐位深刺（注目: Af 10′）
mean±SE

図 22-2　深刺が交感神経刺激をするかの検討の交感神経機能関与度の変化

図 22-1 で，深刺が交感神経刺激をするかどうかを深刺と浅刺，臥位と坐位の条件で検討した．心拍数の減少は，どの条件の刺激でも生じている．しかし，交感神経機能関与度に Af.10 分で明確な反応をつくるのは臥位深刺のみである．

臥位で反応が安定的に起きるのは，刺鍼による交感神経反応は抑制反応なので，臥位時に起きやすい．図 22-2 が，坐位深刺で反応の個体差が大きく反応がばらついていることでも明らかである．

図 22-1 の副交感神経機能関与度で，臥位深刺のときに大きく反応しているが，交感神経反応に制御されリバウンドしてしまうことが示されている．

図 22 で，深刺・臥位の刺激時に起きた反応は，交感神経 β 受容体系機能の抑制である．しかし，Af.10 分の観察では機能が高まっている．刺激中には，抑制された機能が，Af.10 分にはリバウンドして高まっているものと理解できる．

さて，図 21-2 である．浅刺・呼気時・坐位で副交感神経機能関与度が，持続的に高まっている．このとき同時に交感神経 β 受容体系機能関与度も持続的に高まっている．図 22 で見たとおり，浅刺・呼気時・坐位の刺法では，交感神経 β 受容体系機能を刺激しない．図 21-2 の交感神経 β 受容体系機能関与度の高まりは，副交感神経機能関与度の高まりが誘起した反応と考える．誘起されたものなのでリバウンドしないのである．こ

れは，自律神経の交感神経，副交感神経がパラレルに変動する性質によるものと考えられる．しかもこのことは生体の機能を考えるときに，二重支配で，拮抗的支配を行うとき，支配臓器を安定的に活動させるのに重要なことである．

▷ 8 ....浅刺・呼気時・坐位の刺鍼法の吟味

浅刺・呼気時・坐位の刺鍼法が副交感神経機能を高める反応をつくることを明らかにしてきた．このことをさらに二重盲検の手法によって客観的に裏付け，検討した．

1）心拍数による自律神経機能関与度を指標にした 二重盲検による検討

刺激感のある刺激では，二重盲検法は行えない．したがって，鍼の実験が難しいわけである．ここでは，1 mWのレーザーを用いて行った．

二重盲検法の方式：あらかじめコンピュータ管理でレーザー照射する群（以下，照射群）およびレーザー照射しない群（以下，非照射群）を無作為割付できるソフトを作成し行った．

レーザー刺激法：低出力レーザー装置は皮膚接触式半導体低出力レーザー（波長 780 nm　出力1 mW）を用いた．1 mWレーザーは，照射しても刺激が感じられないので二重盲検ができる．

刺激部位は，左前腕後面手関節の上方2横指（外関）である．

刺激方法は，刺激対象の前腕を水平に置き，約30 gあるレーザー発射端子を垂直に刺激部位に呼気時にのみ力を加えずにのせた．刺激時間は，3分間とした．

結果：図23-1のように，レーザー照射群は，照射後に副交感神経機能関与度，交感神経機能関与度を有意に高めた．しかし，非照射群では変化はなかった．

2）指床間距離（FFD）を指標とした検討

FFD観察方法：立位体前屈測定器（ヤガミ製 W-35）を用いて練習なしでレーザー刺激前後に各2回行った．他の条件は二重盲検の場合と同様である．

結果：図23-2のように，レーザー照射群は，立位体前屈時の指床間距離に有意な変化を示し，腰部可動域の拡大が起きた．しかし，非照射群では変化がなかった．

---

key words

二重盲検
薬や物理的刺激の効果を客観的に明らかにする試験方法で，区別の付かない本物と偽物を用意し，試験を受ける人も試験をする人も本物か偽物かがわからない仕組みで実施する方法．

key words

低出力レーザー
数mW，数十mWなどの弱い出力のレーザー光を鍼のようにして用いようという装置．

指床間距離
腰部可動域の検査指標の一つである．膝を曲げずに立位体前屈をしたときに床と指先との距離で示す．

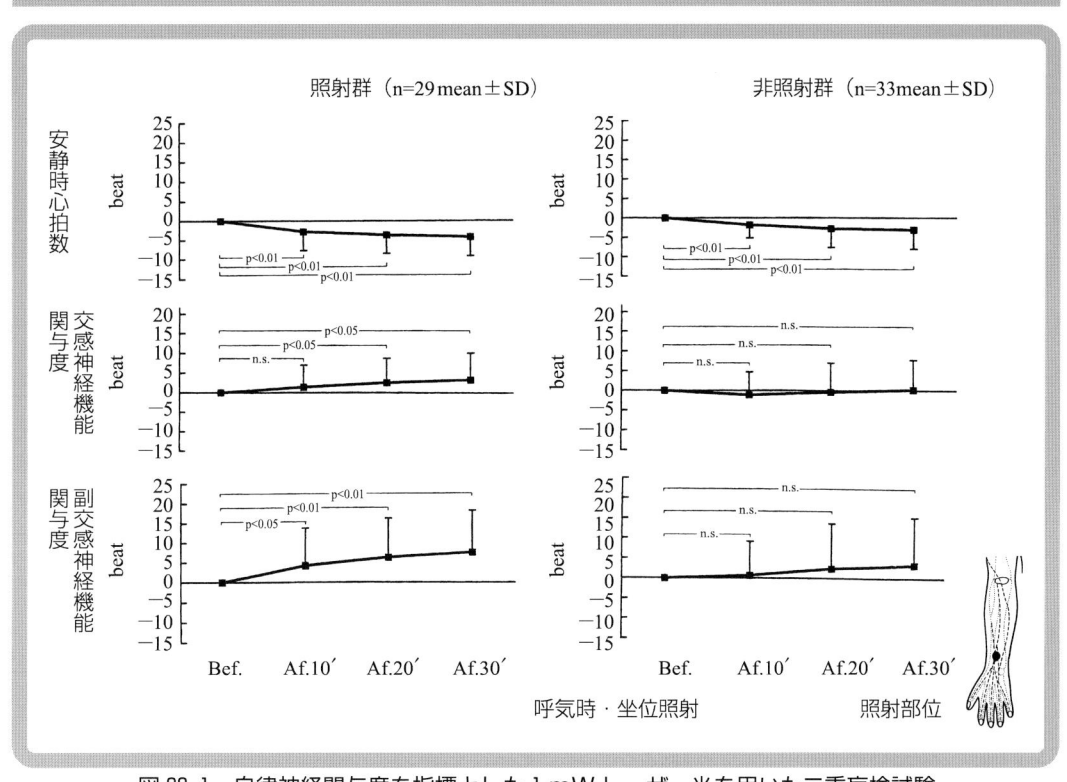

図 23-1 自律神経関与度を指標とした 1 mW レーザー光を用いた二重盲検試験
レーザー光照射時に副交感神経機能関与度が高まり，交感神経機能関与度も高める反応が有意に起きる．

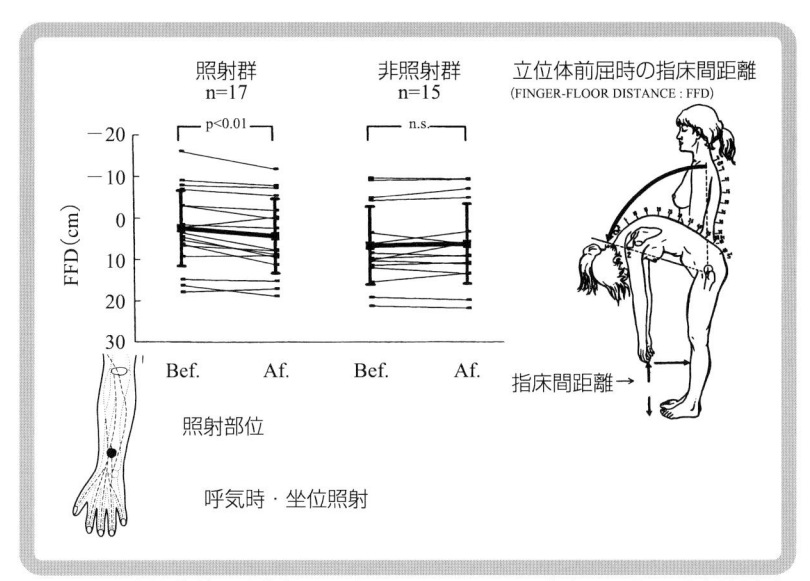

図 23-2 立位体前屈を指標とした 1 mW レーザー光を用いた二重盲検試験
照射群で有意に反応している．

▷9　浅刺・呼気時・坐位の刺鍼法の臨床効果

　基礎実験においては，皮膚・皮下組織刺激を忠実に鍼を細かく動かし行った．臨床的に実践の場に出るに際し，浅刺・呼気時・坐位の刺鍼法は，切皮をし鍼管をとらずに鍼管の頭を呼気時にのみ軽くたたく（5/s），という方法をとった．呼吸回数で，20回前後行う．

1）浅刺・呼気時・坐位の刺鍼法の生体反応

a．心拍数の減少効果

　図24は，自律神経失調症患者の治療中のデータである．80拍ほどあったものが，65拍に急激に低下している．浅刺・呼気時・坐位の刺鍼法による効果である．この場合は，患者は仰臥位である．仰臥位の場合は，坐位より反応の起きる確率が低くなるものの，この場合は反応している．刺鍼が終わっても元に戻らないのが特徴である．現代人は，心拍数が多くなっている傾向にあり，副交感神経抑制状態にあるといえる．

b．胃の蠕動運動を活発にする

　図25は，X線で胃の蠕動運動を観察したものである．左側の6枚は，浅刺・呼気時・坐位の刺鍼法を外関で行ったときのもの，右側の6枚は同じ時間帯で鍼刺激なしに過ごしているときのものである．一番上の段は，バリウムを飲んで5分〜6分30秒後の間のものである．中段は，バリウム飲後6分30秒〜8分後までの1分30秒間のものである．左側はこの間に鍼刺激中である．鍼刺激による蠕動運動が観察できる．下段は，バリウム飲後9分30秒〜11分30秒後までの2分間である．左側は，鍼刺激終了後からの2分間である．活発な蠕動運動が観察できる．

　浅刺・呼気時・坐位の刺鍼法は，心拍数を指標に研究されてきたが，この結果，心臓だけではなく，腹腔内臓の胃も反応していることが明らかになった．この研究では，最初20代の学生を被験者にして実験したところ，無刺激状態でも蠕動運動があり，刺激による差が観察しにくかった．そこで，50代の人たちにお願いしたところ，胃の運動が低下していたため，刺激による差が明確に観察できたのである．

c．腰部可動域を改善する

　図23-2にみられるように，現代人の多くは，腰部の筋が本来あるべき状態にはなく，筋の過緊張が多少なりとも存在する．鍼の効果をみせやすい現象である．

d．末梢血管の過緊張を解く

　図26は，被験者をイス坐位で正面からサーモグラフィで観察したもの

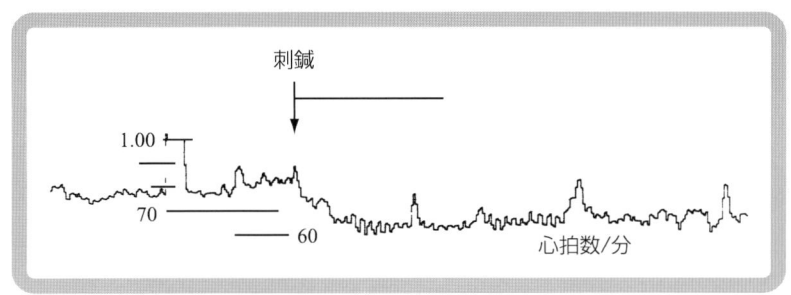

図24 自律神経失調症患者（28歳，♀，患者体位仰臥位）の浅刺・
呼気時・坐位刺鍼法の反応
心拍数が15拍ほど低下し持続的な反応を作っている．

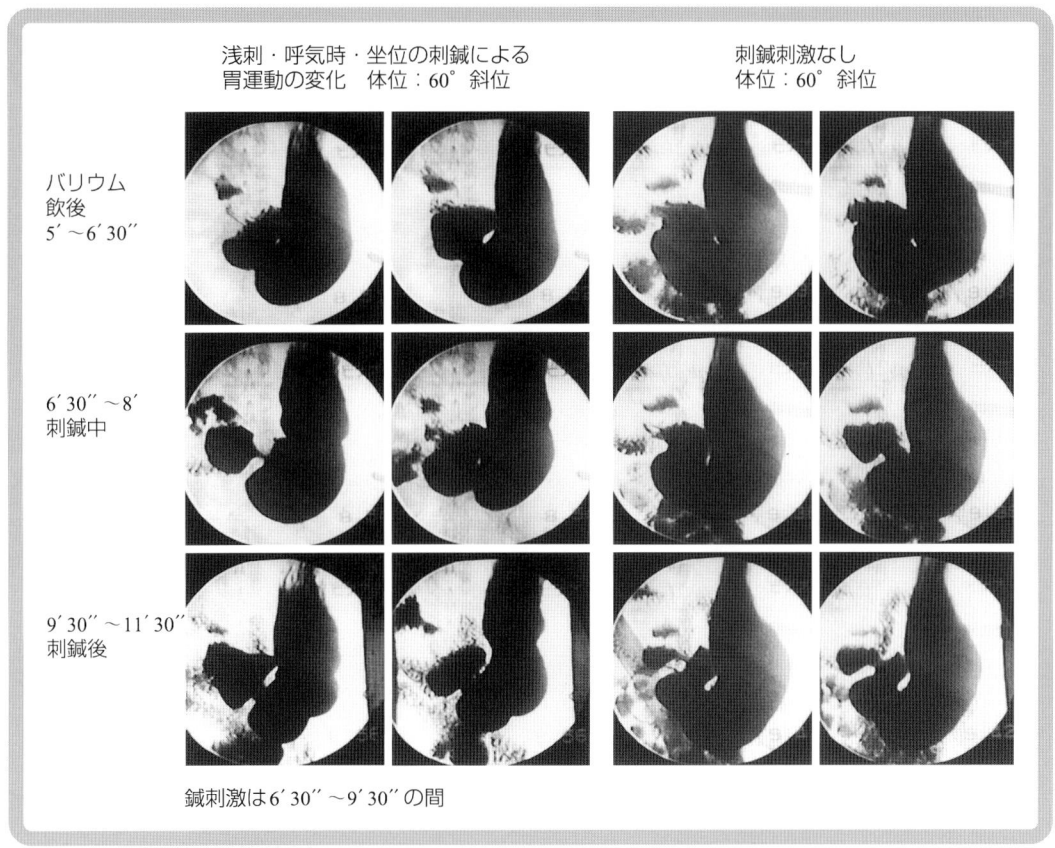

図25 浅刺・呼気時・坐位の刺鍼法による胃の運動の反応
浅刺・呼気時・坐位の刺鍼法により胃運動が活発になっている．

である．刺激部位は外関である．上の2例は，足部に冷えがあることがわかる（左端）．鍼刺激により，5分後（Af.5′）には足部の皮膚温が上がりはじめ，足の形がみえるようになり，20分後には，30℃以下だったものが35℃に上昇している．

下段の小さい写真の3例は，いずれも足部の冷えがない例である．しかし，そのうちの上の例（I.I.21 yrs.）は，足部の温度がわずかに低下し

31

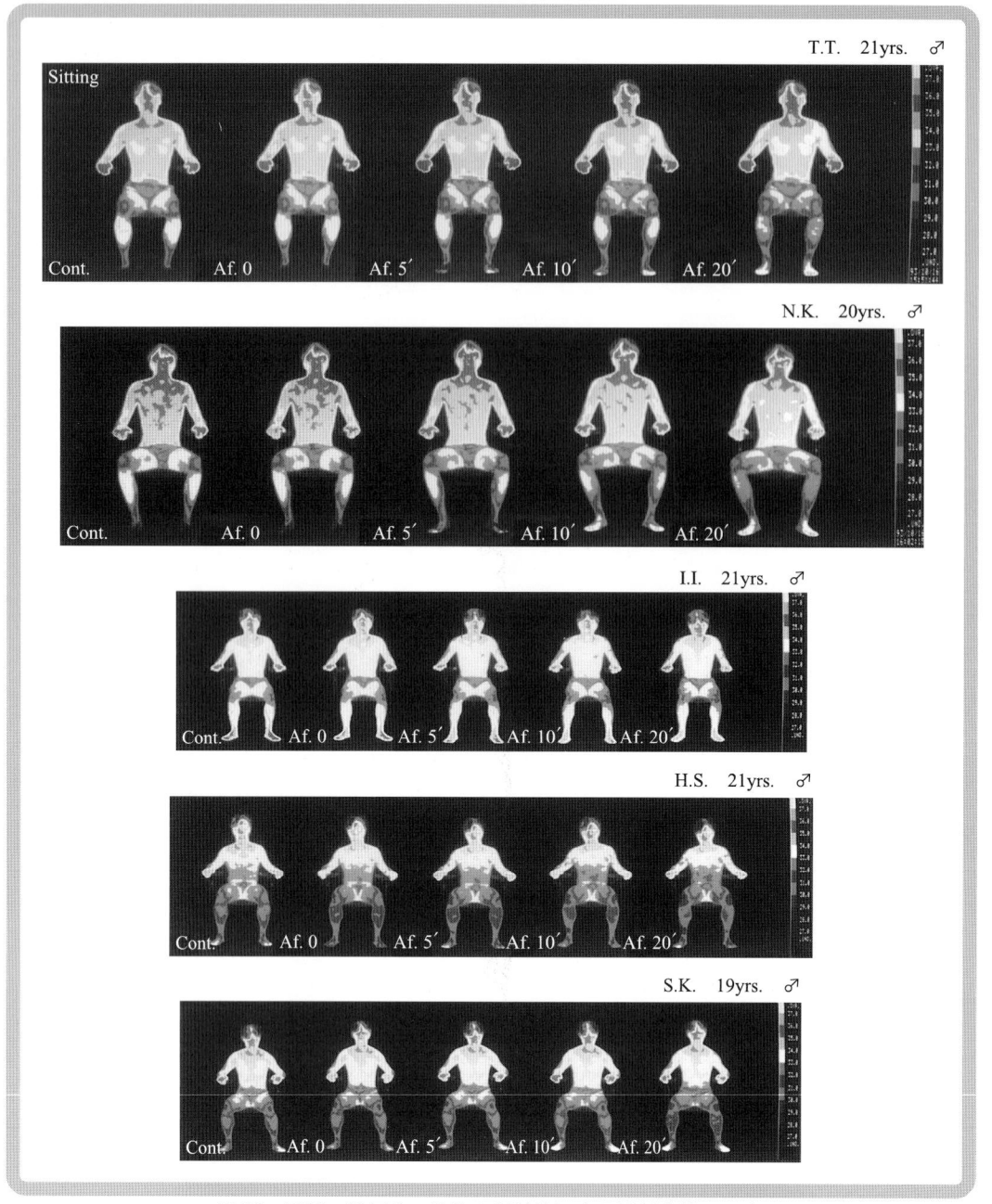

図26 浅刺・呼気時・坐位の刺鍼法による足部血管の反応

外関への浅刺・呼気時・坐位の刺鍼法により足部血管に冷えのあるものは血液循環がよくなり、冷えのないものはほとんど反応しない。刺激による直接の反応ではなく、生体の調節力による反応である。高いものは低く、低いものは高くの反応である。

ている。一番下の例では、わずかであるが上昇している。この例では最初から足の形がみえるので刺激直後にはほとんど変化がないことが確認できる。5分後から上昇がみられる。

　重要なことは、① 冷えのあるケースでは刺鍼により温度が上昇し改善

するけれども，冷えのない例には反応がほとんど起きないこと．②5分後に反応が確認できること．③異常のあるところだけが反応することである．

図27は，刺激によって直接起きる反応と浅刺・呼気時・坐位の刺鍼法による生体の調節力によって起こされる反応との違いを明らかにしようとしたものである．

刺激①は，先に全身反応刺激として外関に浅刺・呼気時・坐位の刺鍼を15呼吸回行った．続いて背部右側，右肺兪穴に1mWレーザーを2分間連続照射したものである．

刺激②は，この刺激の順序を入れ替えて行ったものである．

図27の反応をみると，全身反応刺激を後で行った刺激②では，刺激直後，1分後には特別な反応がなく，3分後から1方向性に変化する反応が起こることが確認できる．2分後はどうであるか，今後の実験研究で確認が必要である．刺激により直接起きる反応は，刺激中，直後から観察できるのに対し，生体の調節力によって起こされる反応では数分後に生ずるという明確な違いがある．これは生体の調節力による反応であることを示唆している．

2）考　察

浅刺・呼気時・坐位の刺激法は，副交感神経機能を主体的に高め，交感神経機能の高まりを誘起する結果を得ていた．これらの研究は，主として心拍数の変化により観察されていた．しかし，刺鍼中に血液中のカテコールアミンの変化（アドレナリンの増加）も観察され，手関節部での刺激で，全身骨格筋の過緊張の改善，足部血管の過緊張の改善などが観察されていたことから，副交感神経機能および交感神経機能を高めるという全身反応を起こしていると推測されていた．また，腹腔内臓である胃の運動においても動きが活発になることが確認され，胸腔内臓，腹腔内臓ともに副交感神経機能の高まりを起こしていることがわかった．このことの意味することは，浅刺・呼気時・坐位の刺激法を行えば，副交感神経支配下の器官の副交感神経機能を高めることができるということである．刺激によって，方向性をもった反応をつくることができる．

レーザーによる二重盲検法による成果は，刺鍼や手技による反応を客観的に裏付けるものである．しかも，心拍数による自律神経機能と立位体前屈時の指床間距離の両方で成果を得たことの意味は大きいと考えられる．このことは，低出力レーザー治療の治効メカニズムにも示唆を与えるものでもある．

浅刺・呼気時・坐位の刺激法による効果は，2つに分けて考えられる．

1つは，副交感神経機能を高め，交感神経機能の高まりを誘起するという自律神経機能を方向付ける作用である．

2 なぜそうなのか：臨床鍼灸学の意味

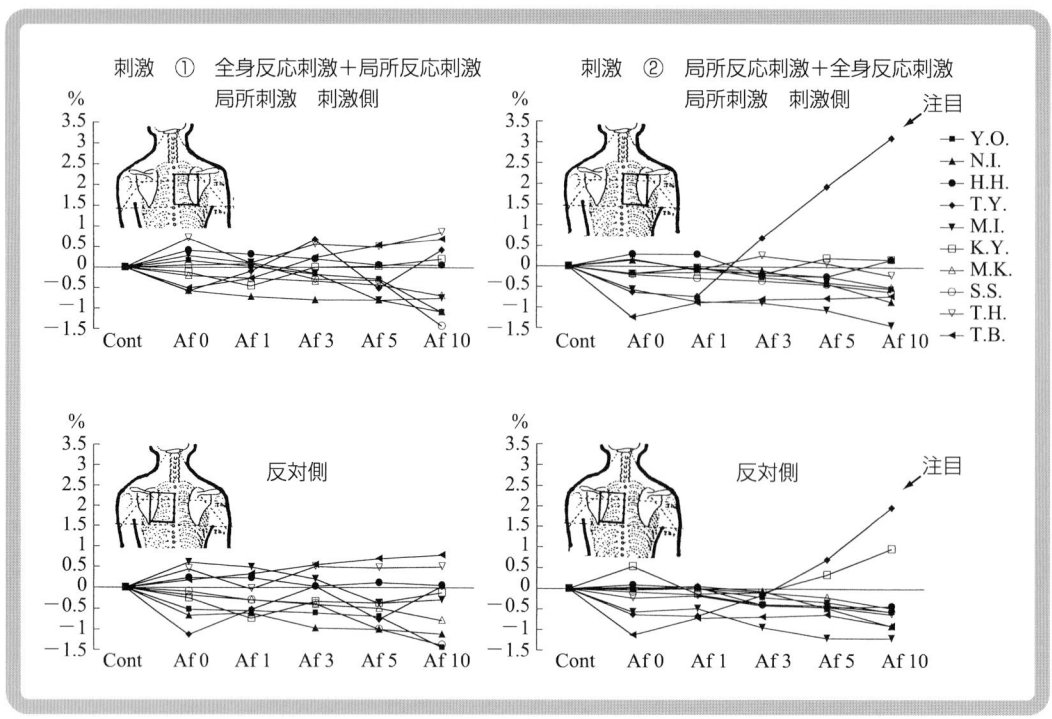

図27-1 浅刺・呼気時・坐位の刺鍼法の生体調節力による反応の検討

先に背部右側に1mWによる局所刺激をしておき，続けて浅刺・呼気時・坐位の刺鍼法を行ったのが右側のグラフである．注目の反応は生体調節力により起こされていることがわかる．

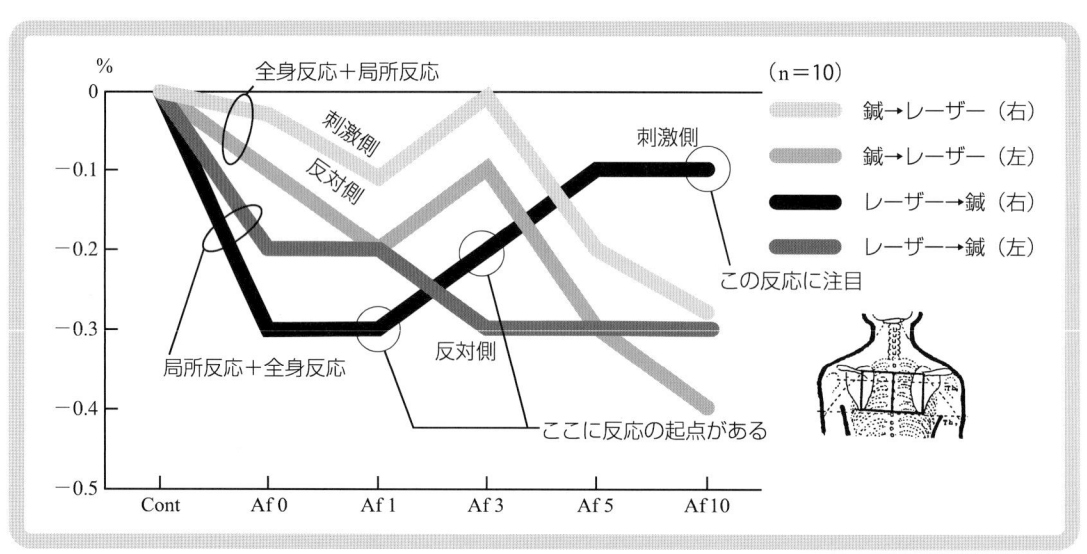

図27-2 浅刺・呼気時・坐位の刺鍼法の生体調節力による反応の検討

生体調節力による反応は，刺激直後には反応せず，個体の反応性により2〜3分から数分後に反応する．

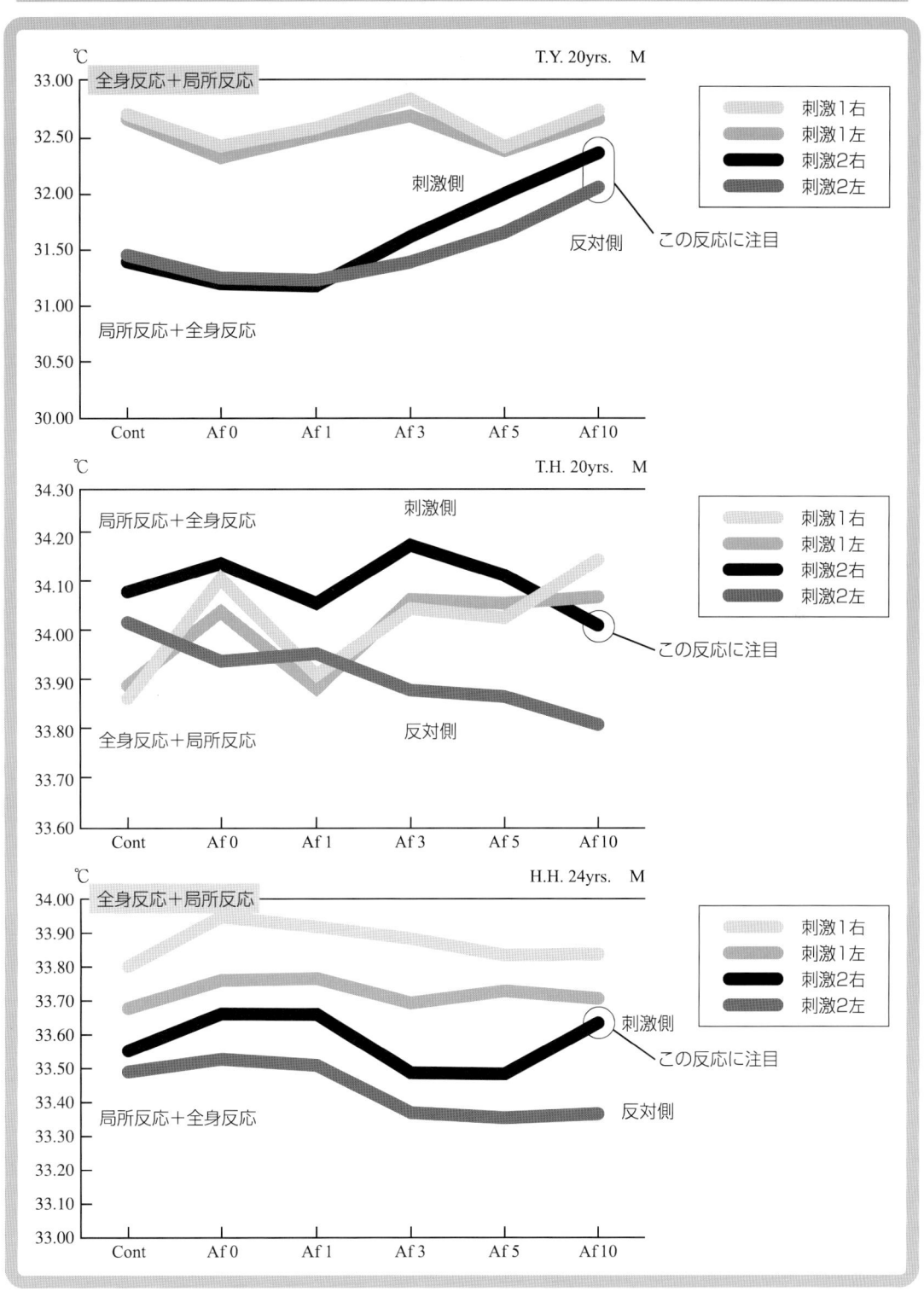

図27-3 浅刺・呼気時・坐位の刺鍼法の生体調節力による反応の検討
生体の調節力による反応は，それぞれ異常が正される方向への反応であることがわかる．

他の1つは，全身の骨格筋の過緊張の改善や血管の過緊張の改善にみられる効果である．これらの反応は，刺激数分後からみられ持続する反応である．これは，副交感神経機能を高め，交感神経機能を高めるという自律神経の方向性の作用からは説明できないものである．自律神経機能の高まりが，生体の調節力を高め，種々の歪みの調節を可能にしているものと推察している．これこそ，**恒常性保持機能，自然治癒力と呼ばれているものであり，生体調節力を高める，自然治癒力を高める効果と考える．**

3）浅刺・呼気時・坐位の刺鍼法の自然治癒力を高める機転

生体の調節力，恒常性保持機能，自然治癒力などという力を，浅刺・呼気時・坐位の刺鍼法が，どのようにして高めるのであろうか．

図28のブランコを考えるとわかりやすい．まず，皮膚刺激が副交感神経機能を高める反射をつくる．呼気時には生体は副交感神経機能を高め

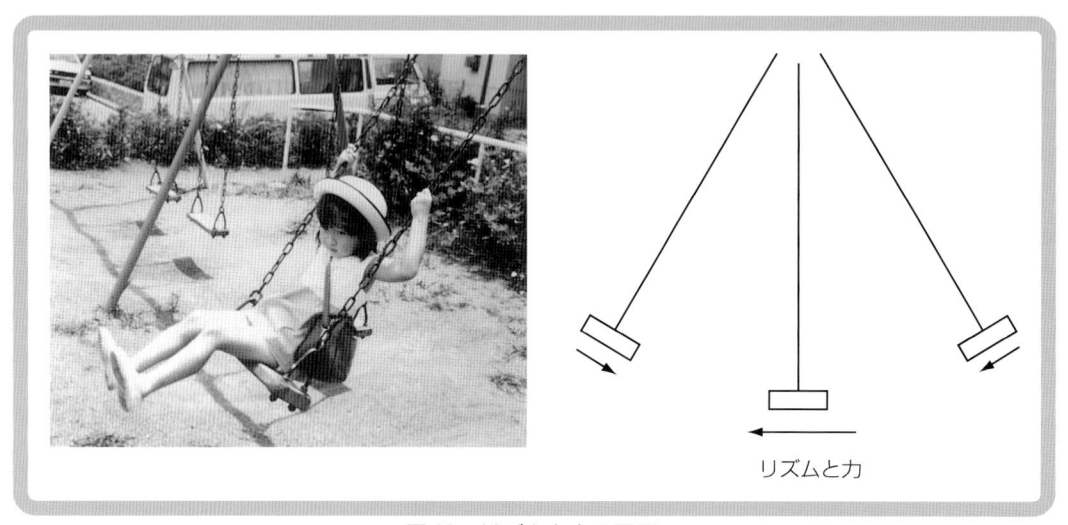

図28 リズムと力の同調

浅刺・呼気時・坐位の刺鍼法はブランコの反応である．浅刺・呼気時・坐位の刺鍼法によって副交感神経機能が高められた反応が，生体の副交感神経機能リズムと同調し，生体自身の副交感神経機能を高める．

COLUMN

ゆるぎ石現象

ゆるぎ石は，つくば市で，1985年に行われたつくば科学博のときにつくられた，重さ50トンの石が，微妙なバランスで支えられており，その石の同調周波数に合わせて，繰り返し力を加えると，小さな力でも揺り動かすことができるという，同期，同調という現象を見せている石である．同種のものは，他の地でも見られる．この現象は，ブランコを揺する現象でもある．

ているため，この生体の副交感神経機能リズムに皮膚刺激でつくられた副交感神経機能が高まった反応が同期すると，ブランコの揺れが大きくなるように，生体の副交感神経機能が大きくなるものと考えられる．それに交感神経機能が同調し，結果として，自律神経機能が高まるものと推測される．これは「ゆるぎ石」の現象である．台風による高潮など自然界に観察できる現象でもある．

図27-1は，実験データの1つである．左は，先に外関に浅刺・呼気時・坐位の刺鍼法を行っておき，続いて右の肺兪に1mWのレーザー刺激をしたものである．右側はその逆の順序で行い，浅刺・呼気時・坐位の刺鍼法が後である．右側に示した，後で浅刺・呼気時・坐位の刺鍼法を行ったほうでは，3分後から温度が持続的に上昇する反応が観察できる．刺激は外関に行い，反応は背部で観察した．

局所反応は，刺激中，刺激直後に観察できる反応である．浅刺・呼気時・坐位の刺鍼法による反応は，数分後から観察でき，リバウンドしない反応である．異常が正される反応として起きる反応の特徴であろう．

図27-3にみられるように個体の反応性により，反応の起きる時間差のあることがわかる．

4）浅刺・呼気時・坐位の刺鍼法の臨床手技の展開

浅刺・呼気時・坐位の刺鍼法解明の実験の過程では，刺激をていねいに行った．しかし，臨床の場においては，簡便な方法が必要である．

a．皮膚，皮下組織への刺激法

従来，皮膚・皮下組織への刺激法として，小児鍼法や細手術，管散術など種々ある．

浅刺・呼気時・坐位の刺鍼法の浅刺の部分は，皮膚・皮下組織に軽微な刺激を与えられれば，どのようなものでも可である．臨床的には種々の工夫が可能である．

刺激の条件を挙げれば，

　　i．刺激を与える場は，皮膚もしくは皮膚・皮下組織．
　　ii．不快でない刺激．痛みは禁物である．痛い鍼は治療にならない．
　　iii．軽刺激．1mWのレーザー光刺激が有効であるから，刺激感を感じない程度のものでも可能である．温灸，入浴などの心地よい温刺激も可である．したがって，温灸刺激は，浅刺・呼気時・坐位の刺鍼法の刺激法として用いられる．温灸は，浅刺・呼気時・坐位の刺鍼法と同様に，自然治癒力を高める作用をもっている．

b．刺激部位

刺激部位は，全身どこでも起こせる．しかし，肘から先，膝から先がより有効である．

感覚が鋭敏なところが有効ということである．しかし，痛みがあって

はならない．

感覚が正常なところでなくてはならない．痛み，しびれなどがある部位は望ましくない．

臨床的には，外関が用いやすい．

c．呼吸相の条件

呼吸相は，呼気時が最も有効である．しかし，連続刺激も可であるが，反応が弱くなる．

d．体位の条件

体位は，坐位が最も有効である．しかし，臥位でも可である．臥位は，反応が弱くなる．

e．浅刺・呼気時・坐位の刺鍼法の刺激強度の調節

呼気時・坐位が，最も大きな反応をつくることができる．したがって，健康者には問題なく呼気時，坐位である．しかし，健康を害している人や体力が弱い人には，反応を小さくする必要がある．そのときには，呼気時を連続刺激にしたり，坐位を臥位にしたりすることで調節できる．刺激をする呼吸の回数でも調節できる．通常は，10～30呼吸回数であるが，5回，7回などとして用いることもよい．

f．浅刺・呼気時・坐位の刺鍼法を用いることができない場面

浅刺・呼気時・坐位の刺鍼法は，副交感神経機能を高める反応がまず起きる．したがって，副交感神経機能を高めてはいけない状態では用いることはできない．

具体的には，気管支喘息の発作が起きやすい状態の人に用いると，発作を誘発することになる（咳が出やすい状態）．片頭痛も気管支喘息に病態がよく似ており，発作が起こりそうなときには用いることはできない．しかし，これらの状態のときも，後に述べる「長坐位での低周波鍼通電療法：M5」を行った後には用いることができ，それが治療の本命となる．

▶ 10 　　　浅刺・呼気時・坐位の刺鍼法と経験医術としての経絡治療

本研究は，日本伝統鍼灸学会と筑波技術短期大学の西條（当時，全日本鍼灸学会副会長学術担当）を代表とする研究グループとで経験的鍼灸の科学的解明と科学的鍼灸の構築を目指して行ったものである．

1）要　約

刺鍼時の自律神経機能反応の研究で，浅刺（皮膚・皮下組織）・呼気時・

坐位の刺鍼が，副交感神経機能を主体的に高めることが明らかになった．この反応は，鍼灸の古典でいわれる生体の機能が低下しているときに働きを補うために行う補術にあたると考えられる．そこで，臨床家として経験的な鍼灸を伝えている人が行う補術と生体反応が同じであるかを検討した．

その結果：

　ⅰ．刺鍼刺激中の反応

　　両方法とも心拍数の減少を起こすか反応がみられないかである．

　ⅱ．刺鍼後の自律神経反応

　　両方法とも副交感神経機能亢進，交感神経 β 受容体系機能亢進を起こす．反応の大きさにも平均値では差がない．

　という成果を得た．

　さらに，経験的な補術は臥位で治療し，浅刺・呼気時・坐位の刺鍼法は坐位で行う．この体位の違いがあるにも関わらず，なぜ同じ自律神経反応が導けるのかを検討した（次年度）．

　浅刺・呼気時・坐位の刺鍼法は，交感神経刺激をせずに交感神経機能の高まりやすい坐位を活用している．経験的な補術は，臥位で行っているが，副交感神経反応を邪魔しない程度に，わずかに交感神経 α 受容体系機能を刺激していることが明らかになった．

　結果として同じ反応を可能にしている．

2）実験研究

a．目 的

　浅刺・呼気時・坐位の刺鍼が，副交感神経機能を主体的に高め，それが交感神経 β 受容体系機能の高まりを導いてくることが明らかになった．この反応は，鍼灸の古典でいわれる生体の機能が低下しているときに働きを補うために行う補術にあたると考えられる．そこで，臨床家として経験的な鍼灸を伝えているといわれる日本伝統鍼灸学会の会員が行う補術と浅刺・呼気時・坐位の刺鍼による生体反応が同じであるかどうかを明らかにし，経験的鍼灸の科学的解明と科学的鍼灸の構築を進める．

b．方 法

　実験対象：筑波技術短期大学学生男女 20 名

　刺鍼法：経験的治療による本治，補法を脈診の結果に基づき井上（日本伝統鍼灸学会学術部長）が行った．脈診，治療の体位は仰臥位．

　浅刺・呼気時・坐位の刺鍼は西條（当時，全日本鍼灸学会副会長学術担当）が行った．刺鍼部位は，左の外関，体位は坐位，20 呼吸回の呼気時刺激．

　生体反応の評価法：ポリグラフによる自律神経機能反応，脈診を行った．

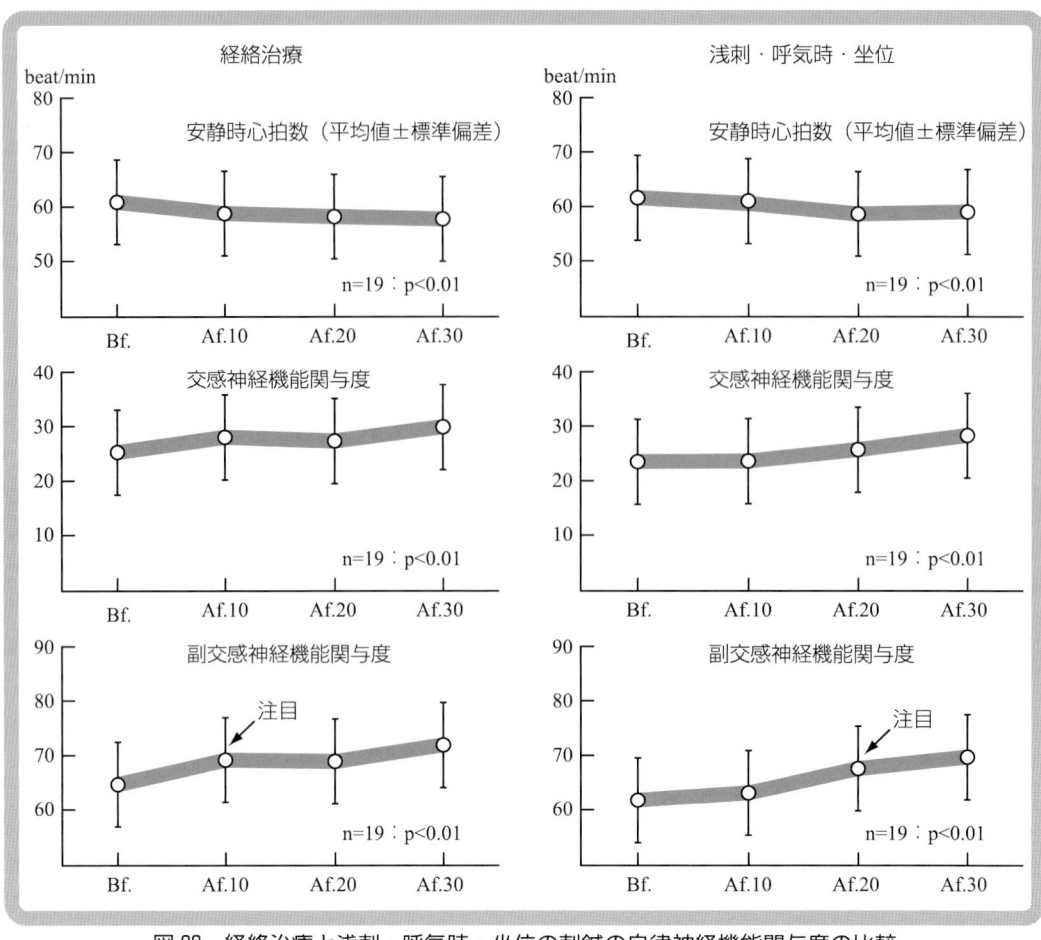

2 なぜそうなのか：臨床鍼灸学の意味

図 29 経絡治療と浅刺・呼気時・坐位の刺鍼の自律神経機能関与度の比較

両刺鍼法で自律神経機能関与度は，副交感神経機能が高まり，交感神経機能の高まりが誘起される反応が有意に起きることが明らかになった．

経絡治療は，Af.10 分に反応が大きくなり，浅刺・呼気時・坐位の刺鍼は，Af.20 分に反応が大きくなる特徴がある．これは，経絡治療が交感神経 α 受容体系機能をわずかに刺激することを示すものであり，臥位の姿勢でも反応をつくれる理由である．

脈診は，井上のグループの樋口，瀬川の 2 名が，治療を行う部屋とは別室で治療法を知らされない状態で行った．以上の評価を治療の前後に行った．同一被験者に日を変えて 2 つの治療を行った．

C．結　果

① 刺鍼刺激中の反応

　両方法とも心拍数の減少を起こすか反応がみられないかである．

② 刺鍼後の反応

・自律神経機能の反応

　　両方法とも**図 29**のように心拍数が減少し，副交感神経機能亢進，交感神経 β 受容体系機能亢進を起こす．反応の大きさにも平均値では差がなかった．

・脈診の反応

両方法とも,

　肝虚への変化が多い.

　　23/40（経験的鍼灸）※　　25/40（浅刺・呼気時・坐位）

気口＞人迎への変化が多い.

　　26/40（経験的鍼灸）　　　28/40（浅刺・呼気時・坐位）

（※ 23/40 は, 20例の被験者に 2 人の脈診者が検査したので分母が 40 例である.）

d．考　察

　井上が行った治療は, 証に基づく本治法であり, 時間は 1 分間程度である. 西條が行った治療は, 証とは関わりなく左の外関に 2 分間程度の浅刺・呼気時・坐位の刺鍼である.

治療で, 共通する点は：皮膚, 皮下組織刺激である.

　　　　　異なる点は　：証の判定, それに基づく刺鍼手技

　　　呼吸については, 井上はとくに特別な配慮はしない. 連続刺激.
　　　西條は完全に呼気時のみの刺激である.

　自律神経機能, 脈診判定は, 2 つの治療ともほぼ同様の反応が生起していることを示している（**図 29**）. ここでは, 健康者を対象としているので, 証に応じたという部分の比重が小さいと考えねばならないであろう. 随証治療が当然, 患者の種々の状況に応じた対応に優れているであろうことが考えられるが, その分析にはこの結果だけでは踏み込みにくい. しかし, 基本的に両治療とも補術として共通の反応が生起できていることが明らかになった. このことは, 経験的鍼灸の意義を明らかにする第一歩を記したものと考える.

e．結　論

・両刺鍼法は, 副交感神経機能を主体的に高め, 自律神経機能を高める.
・生体の機能を高める補術としての反応を示す.

　刺鍼条件の比較

・浅刺・呼気時・坐位の刺鍼法の刺鍼条件は, 皮膚・皮下組織刺激, 呼気時, 患者の体位は坐位である.
・経験的鍼灸の刺鍼条件は, 皮膚・皮下組織刺激, 呼気時・吸気時連続刺激, 患者の体位は臥位である.
・刺激の部位は皮膚・皮下組織で同様である.
・呼吸相は, 呼気時のみと連続刺激の違いはあるが副交感神経機能を高める反応をつくるのに呼気時のみに比較し, 連続刺激は反応の大きさが半分ほどであるが, 副交感神経機能を高める反応をつくることができる.
・患者の体位が, 臥位と坐位で条件が異なる. 浅刺・呼気時・坐位の刺鍼法では, 交感神経機能を刺激せずに, 患者の体位を坐位として交感神経機能の高まりやすい状態を活用し, 副交感神経機能の高まる反応を促

---

key words

随証治療
　各…証に対して定まった治療があり, そのような法則に基づいた治療の仕方をいう.

2 なぜそうなのか：臨床鍼灸学の意味

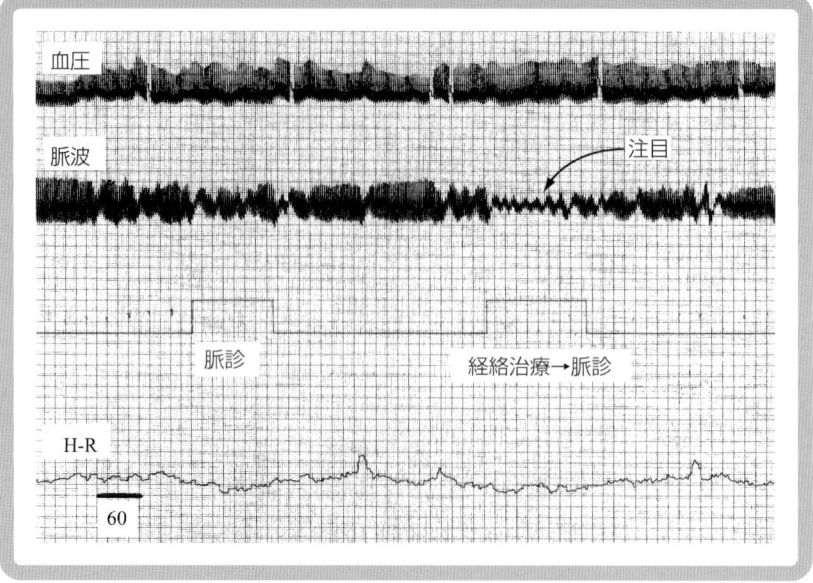

図30 経絡治療時のポリグラフ原図
注目の部分の脈波が，治療のところで小さくなっていることがわかる．交感神経 α 受容体系機能が刺激されていることの証拠である．

進するとともに交感神経機能の高まりを導いている．

経験的鍼灸の刺鍼法では，自律神経機能が低下する方向を向いている状態の臥位で刺鍼しながら自律神経反応を高めるという浅刺・呼気時・坐位の刺鍼法と同様の反応を導いている．この点の解明が求められる．

そこで，翌年にこの点を解明するために再度共同実験研究を試みた．

3）治療体位が違いながら同じ反応を導ける経験的刺鍼方法の解明

a．方　法

方法は前年と同様であるが，経絡治療時の生体機能の観察項目を血圧，脈波等を増やしてポリグラフで観察した．

b．結　果

図29 の図中の注目部分をよく観察すると，経験的鍼灸では刺鍼後10分の部分の反応が浅刺・呼気時・坐位の刺鍼法に比較し大きくなっている．ここに鍵がある．

図30 は，経験的治療（経絡治療）のポリグラフの原図である．

ポリグラフでみると鍼治療のところで脈波の波高が小さくなっていることがわかる．ポリグラフで，脈診，鍼治療のところで脈波の波高が小さくなる．ここで重要なことは，1分間ほどの鍼治療が終了すると直ちに脈波の波高が元に戻ることである．このことが，副交感神経機能を邪魔しない程度の，交感神経 α 受容体系機能を刺激する反応を示してい

key words

脈診
東洋医学には独特な種々の脈の診方がある．脈は，多様な情報を伝えているところから種々の方法が考案されたものと思われる．

る．

このとき，図 30 の瞬時心拍数は鍼治療中に減少し，交感神経 β 受容体系機能は抑制されている．

c．考察

以下に井上の治療と浅刺・呼気時・坐位の刺鍼の自律神経機能変化を示す．

	井上の治療	浅刺・呼気時・坐位の刺鍼
副交感神経機能	皮膚刺激は共通して高める	
	呼吸，持続刺激で相殺し結果として高める「消極的」	呼気時刺激，高める「能動的」「積極的」
交感神経機能	交感神経 α 受容体系機能を刺激し，高める「能動的」	坐位で自律神経機能を受動的に高まりやすくし，高める「受動的」

とくに，井上の刺鍼は副交感神経機能を邪魔しない程度に交感神経 α 受容体系機能を刺激し，副交感神経機能を高め，交感神経機能の高まりを誘起している．図 29 にみられるように浅刺・呼気時・坐位の刺鍼による副交感神経機能が高まる反応のピークは 20 分後である．しかし，井上の刺鍼では，10 分後にピークがある．反応が早いことを示している．注目すべき点である．

（西條一止，森　英俊，形井秀一，木村友昭，澤田裕美子，津嘉山洋，日本伝統鍼灸学会・井上雅文，瀬川總子，樋口陽一）

▷ 11　治療を受ける体位と生体反応

治療を受ける体位が生体反応を変える．このことについて基礎的な検討をしたので述べる．

1）刺鍼刺激による心拍数減少反応の刺鍼刺激を受ける体位の違いによる反応の違い

図 31-1 は，臥位，立位，坐位での刺鍼刺激を受ける状態の違いが刺鍼時の反応とどのように関わるかを検討するために，それぞれの体位において刺鍼と深呼吸を行ったときの瞬時心拍数の変化である．

刺鍼部位は左の郄門である．刺鍼の深さ 1.5 cm．30 秒間，雀啄刺激をしている．刺鍼刺激は著者が行い，各体位で同様に刺激している．

case 1 は，臥位時には刺鍼刺激に反応していない．しかし，立位時に

2 なぜそうなのか：臨床鍼灸学の意味

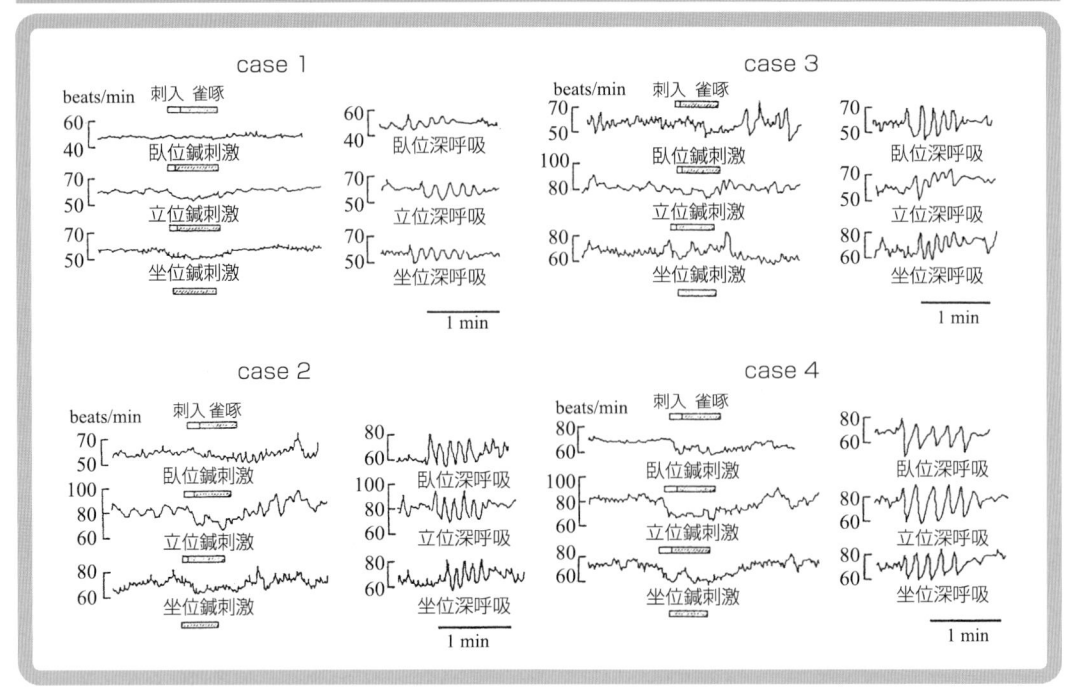

図31-1 臥位，立位，坐位の体位の違いによる刺鍼反応の状態差の検討
体位の違いによって同じ刺鍼をしても反応が異なる．深呼吸時の瞬時心拍数の変化から，副交感神経機能の抑制状態の違いによることがわかる．

は刺鍼刺激により明確に瞬時心拍数の減少が起きている．坐位時もほぼ同様に反応している．休息姿勢である臥位時には反応せずに，活動姿勢である立位時，坐位時に反応する理由を明らかにするために各体位で深呼吸をしている．

深呼吸による瞬時心拍数の変化は，図19（p 22）で明らかなように副交感神経活動による反応である．吸気のときに瞬時心拍数は増加し，呼気のときには減少する．吸気時には副交感神経機能が抑制されて心拍数が増加し，呼気時には副交感神経機能が亢進し心拍数が減少する．

case 1の深呼吸時の瞬時心拍数の変化を見ると，深呼吸前の平均心拍数と深呼吸時の変化の関係から，臥位時では平均心拍数のレベルは50拍弱である．深呼吸時の変化をみると，呼気時による副交感神経機能が高まったときの瞬時心拍数のレベルは深呼吸前のレベルと同様で，それより低下していない．ということは，深呼吸前の平均心拍数時の副交感神経機能の緊張状態と深呼吸により最も高まったときとは，副交感神経機能が同じ状態であることを示している．深呼吸前の状態は副交感神経機能が十分に活動しており，深呼吸をしてもそれ以上には高まらなかったことを示している．しかし，立位時，坐位時の深呼吸による瞬時心拍数の変化を見ると，いずれも深呼吸前の平均心拍数よりも7拍前後の減少が見られる．立位時の深呼吸前の平均瞬時心拍数レベルは，60拍であ

る．臥位時は47拍程度であるから，臥位から立位になって心拍数は13拍ほど増加している．しかし，立位時には深呼吸により深呼吸前の平均よりも7拍心拍数が減少し副交感神経機能が7拍分高まったことを示している．それは立位になり心拍数は13拍増加したけれども，そのうち7拍分は副交感神経機能抑制が起こり心拍数を増加させており，6拍分が交感神経β受容体系機能の高まりによるものであることを示している．立位によって起きた副交感神経機能の抑制状態が深呼吸により高められるという反応を起こしている．平均心拍数と深呼吸時の心拍数の減少の様子から平均心拍数時の副交感神経機能の抑制状態を知ることができる．

　刺鍼による心拍数減少反応の副交感神経機能亢進による反応は，生体に副交感神経機能抑制があるときに起き，抑制がないときには起きないことが示されている．

　case 4は，刺鍼刺激による心拍数減少反応は，臥位時，立位時，坐位時ともに起きている．深呼吸時の心拍数の変化もいずれの体位のときも，深呼吸前の平均心拍数よりも低下し，副交感神経機能抑制の状態があることを示している．

　case 2は，臥位時の刺鍼刺激でなだらかな坂道のような心拍数の減少が起きている．この反応は，交感神経β受容体系機能の抑制による反応である．case 4で見られる階段を下りるような反応が副交感神経機能亢進による典型的な反応である．case 2の臥位時の刺鍼刺激では，副交感神経機能亢進による心拍数の減少反応は見られない．臥位時の深呼吸による心拍数の変化が深呼吸前の平均値よりも低下していないことがこれを裏付けている．立位時における刺鍼刺激による心拍数減少反応は，case 4に見られる，階段を下りるような反応を示している．典型的な副交感神経機能亢進による反応である．立位時の深呼吸による心拍数変化は，深呼吸前の平均値よりも10拍ほども低下をしており，副交感神経機能抑制が生じていることが示されている．

　case 3は，臥位時における刺鍼刺激によって変則的な副交感神経機能亢進による心拍数減少反応が見られる．深呼吸時の反応で，副交感神経機能抑制があることが示されている．刺鍼による反応が時間的に遅れて起きている．

　立位時における刺鍼刺激による反応は，case 2の臥位時における刺鍼刺激による反応によく似た反応が起きている．交感神経β受容体系機能抑制による反応である．このケースは，臥位時には副交感神経機能抑制状態があるけれども，活動姿勢の立位，坐位になると副交感神経機能抑制が改善されるケースである．

　図31-2は，上記の4例に，臥位時に，副交感神経機能検査であるアシュネル反射を行ったものである．臥位時深呼吸，アシュネル反射，臥位時刺鍼刺激を比較している．

2 なぜそうなのか：臨床鍼灸学の意味

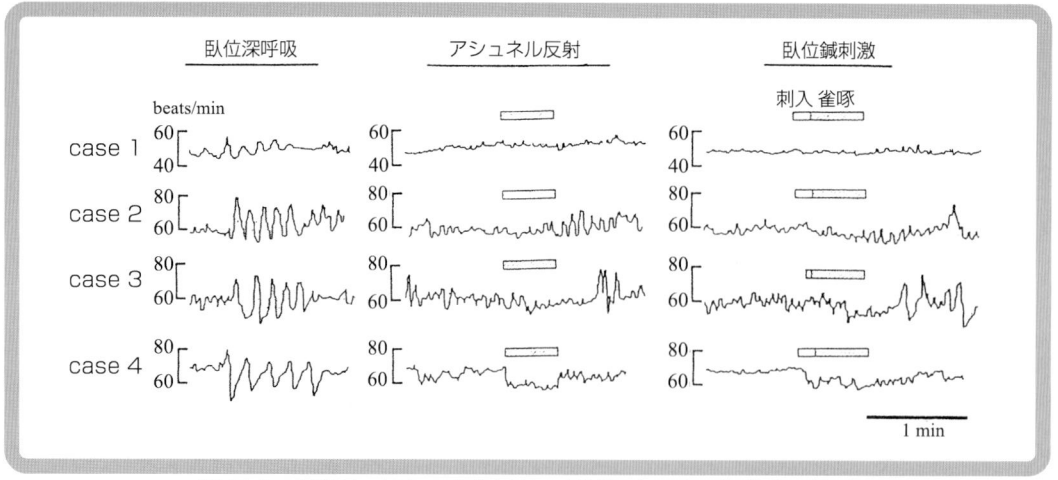

図 31-2 深呼吸，アシュネル反射，刺鍼反応による個体差の検討
深呼吸による瞬時心拍数の変化がそれぞれの深呼吸前平均値よりも下方に変化するかどうかにより副交感神経機能の抑制状態があるかどうかを知ることができる．抑制状態があるときに刺鍼にもアシュネル反射にも反応し，個体差も自律神経機能の状態の差であることがわかる．

　　アシュネル反射による反応と刺鍼刺激による反応とはよく似ている．アシュネル反射は，深呼吸時の心拍数変化反応が深呼吸前平均値よりも下方に下がるかどうかとよく対応していることがわかる．
　　4例それぞれに個体差があり，各個体においても姿勢の違いによる状態差が見られる．個体差，状態差は，副交感神経機能抑制，交感神経機能過緊張というストレス刺激により生ずる自律神経機能の偏りによるものと考えられる．副交感神経機能抑制，交感神経機能過緊張という自律神経機能の偏りを刺鍼刺激は改善させる反応を起こす．
　　刺鍼刺激による反応が起きるか起きないかを決めているのは自律神経機能の偏りである．

2）臥位低周波鍼通電刺激と坐位低周波鍼通電刺激の反応の違い

　　低周波鍼通電刺激を「合谷―孔最」という同じツボを刺激点とし，同じように1Hzで15分間刺激する．刺激を受ける姿勢をベッド上で仰臥位と長坐位という，休息姿勢と活動姿勢とで行った．違いは刺激を受ける姿勢である．長坐位とは，椅子坐位で行うと脳貧血を起こすことがあるので，これを避けるために膝から下を垂直にせずに水平にしたものである．
　　またさらに，低周波鍼通電療法の物理療法としての特徴を明らかにするために，仰臥位という姿勢で，交流磁気治療器（ソーケンメディカル社製）を用いて15分間の交流磁気治療を行った．仰臥位時の低周波鍼通電刺激との比較を行う．

表 1-1　治療を受ける体位と生体反応(1)

	刺激前後の臥位時血圧変化				刺激前後の立位時血圧変化		
			総変化量	1例平均変化量		総変化量	1例平均変化量
1　M5	最高血圧	上昇 4例	16 mmHg	4 mmHg	最高血圧 上昇 6例	20 mmHg	3.3 mmHg
		低下 6例	26	4.2	低下 4例	14	3.5
	最低血圧	上昇 5例	29	5.8	最低血圧 上昇 8例	38	4.7
		低下 4例	9	2.2	低下 1例	2	2
		合計	80 mmHg		合計	74 mmHg	
2　M6	最高血圧	上昇 4例	29	7.2	最高血圧 上昇 4例	39	9.7
		低下 6例	31	5.1	低下 6例	20	3.3
	最低血圧	上昇 6例	24	4	最低血圧 上昇 3例	23	7.6
		低下 3例	14	4.6	低下 5例	22	4.4
		合計	98		合計	104	
3　交流磁気	最高血圧	上昇 4例	20	5	最高血圧 上昇 5例	19	3.8
		低下 5例	29	5.8	低下 5例	18	3.6
	最低血圧	上昇 7例	40	5.7	最低血圧 上昇 6例	25	4.1
		低下 2例	9	4.5	低下 4例	12	3
		合計	98		合計	74	

- 低周波鍼通電刺激を長坐位（M5）と仰臥位（M6）との，姿勢を変えて受けたときの生体反応の違いを検討した．刺激部位は合谷と孔最である．刺激時間は15分である．被験者は青年男女10例である．
- 交流磁気治療器は，ソーケンメディカル社製のベッドに交流磁気発生装置がセットされ800ガウスの磁場を全身に照射できるものである．低周波鍼通電刺激との物理的刺激の違いを比較している．全身に15分間照射している．

表 1-2　治療を受ける体位と生体反応(2)

		刺激前後の臥位安静時心拍数変化 副交感神経機能指標			臥位→立位時心拍数変化 交感神経機能指標		
			総変化量	1例平均変化量		総変化量	1例平均変化量
1　M5	心拍数	減少 7例	43拍	6.1拍	増加 9例	48拍	5.3拍
		増加 3例	7	2.3	減少 1例	4	4
		合計	50拍		合計	52拍	
2　M6	心拍数	減少 5例	26	5.2	増加 8例	44	5.5
		増加 4例	7	1.7	減少 2例	7	3.5
		合計	33拍		合計	51拍	
3　交流磁気	心拍数	減少 5例	12	2.4	増加 5例	28	5.6
		増加 4例	10	2.5	減少 5例	21	4.2
		合計	22拍		合計	49拍	

　交流磁気治療器は，ベッドに交流磁気発生装置がセットされ800ガウスの磁場を全身に照射できるものである．
　表1-1は，刺激前後の仰臥位時血圧，立位時血圧のデータである．
　表1-2は，刺激前後の副交感神経機能指標としての臥位安静時心拍数と交感神経機能指標としての臥位から立位に体位変換したときの心拍数増加分である．
　10例の被験者で行っている．

a．M5（長坐位）とM6（仰臥位）低周波鍼通電刺激について

　M5は，立位時の最低血圧を上昇させている．臥位時の最低血圧には

特定の変化はない．

　最低血圧といっても休息姿勢の最低血圧と活動姿勢の最低血圧は別の反応をする．

　活動姿勢のＭ5は，活動姿勢の最低血圧に働きかけ，最低血圧を高めるという明確な方向性を示す反応をつくる．

　活動姿勢，休息姿勢ともに，最高血圧には特定の反応をつくらない．

　Ｍ6は，活動姿勢，休息姿勢ともに特定の方向性を示す反応をつくらない．

　Ｍ6は，方向性は示さないが，血圧値の変化量はＭ5にくらべ**表 1-1**のように 1/5 から 1/4 多い．変動しやすさを高める．

　表 1-2 からは，Ｍ5は明らかに交感神経機能を高める方向を示している．Ｍ6も交感神経機能を高める方向である．副交感神経機能も高まる方向に変化しているが，交感神経活動が優先しているので，副交感神経活動はそれに従属している反応と考えられる．交感神経反応が主体的に動くと副交感神経活動を制御する．

ｂ．交流磁気治療について

　表 1-1 からは，交流磁気治療は，臥位時の最低血圧を高める方向性が見られる．Ｍ5，Ｍ6と異なる点である．休息姿勢における末梢血液循環をよくする反応であろう．疲労回復に適応を示しているかもしれない．

　表 1-2 からは，交流磁気治療は自律神経機能に関する方向性はまったくないことが特徴である．自律神経機能にではなく，直接，末梢血液循環に働きかけているものであろう．

ｃ．特徴

　Ｍ5，Ｍ6は，自律神経機能を介しての治療としての特徴がある．

　特に，Ｍ5は活動姿勢における最低血圧を高め，交感神経機能を高める方向性を示す反応をつくる．Ｍ6は，交感神経主導型に自律神経機能の変動しやすさをつくる．

　同じ治療も治療を受ける体位の違いによって反応が異なる．治療においては体位を選ぶことが重要な意味を持つものである．

3 動的自律神経機能観察法：瞬時心拍数と自律神経機能

▷ **1** 　　　　　　　　　　　　　　　　　　瞬時心拍数の観察法の簡便化

　ポリグラフシステムがコンピュータ化され，性能が高まり，測定上に専門的なトレーニングの必要性が小さくなり用いることが簡便になった．また，装置の小型化，軽量化がなされ，医療，スポーツなどの臨床現場での観察が可能となった．

　健康関連領域における社会的な自律神経機能の副交感神経機能抑制への関心は高いが，具体的で適切な指標が示されていない．瞬時心拍数は，副交感神経機能抑制の簡便な指標である．瞬時心拍数はそれ自体，十分に副交感神経機能の情報として有益であるが，連続的に波形として観察することで，その有益性はさらに大きくなる．自律神経機能を現象として理解できる優れた特性がある．

▷ **2** 　　　　　　　　　　　　　　　　　　瞬時心拍数に関する研究の経緯

　自律神経遮断剤を用いた当実験は，鹿児島大学田中信行名誉教授が医学部教授としてご活躍中にご指導ご協力を得て行ったものである（田中信行・他：新しい観点からの自律神経機能検査法．自律神経，第 14 巻第 2 号，1977 年）．

　実験では，被験者の右肘静脈にビニールチューブ付翼付注射針を留置し，次の薬物を実験手順に従って静注した．

○硫酸アトロピン
　末梢のムスカリン受容体を遮断するために 0.04 mg/kg の硫酸アトロピンを約2分間で静注し，副交感神経性調節を遮断した．

○塩酸プロプラノロール
　末梢の交感神経 β 受容体を遮断するために，0.2 mg/kg の塩酸プロプラノロールを約2分間で静注し，交感神経 β 受容体系調節を遮断した．

▷ 3　心拍数の成り立ちと心拍数への交感・副交感神経の関与

心臓の動きは，図 32 に示すように心臓自身に自動能があり 100 拍前後で動く．そこに交感神経，副交感神経が二重支配し，動きを調節している．

B：副交感神経機能遮断時心拍数

← 交感神経機能を遮断，10 拍ほど心拍数が減少，
　交感神経が心拍数を 10 拍引き上げていた．

C：心臓の自動能心拍数

← 副交感神経機能を遮断，50 拍ほど心拍数が増加，
　副交感神経機能が心拍数を 50 拍引き下げていた．

A：臥位安静時心拍数

アトロピン先行投与例
（U. Ha　25歳　女性）

A→B
アトロピンで副交感神経系を遮断
心拍数が 50 拍ほど増加し 120 拍になっている

B→C
プロプラノロールで交感神経 β 受容体系機能を遮断
心拍数が 10 拍ほど減少している

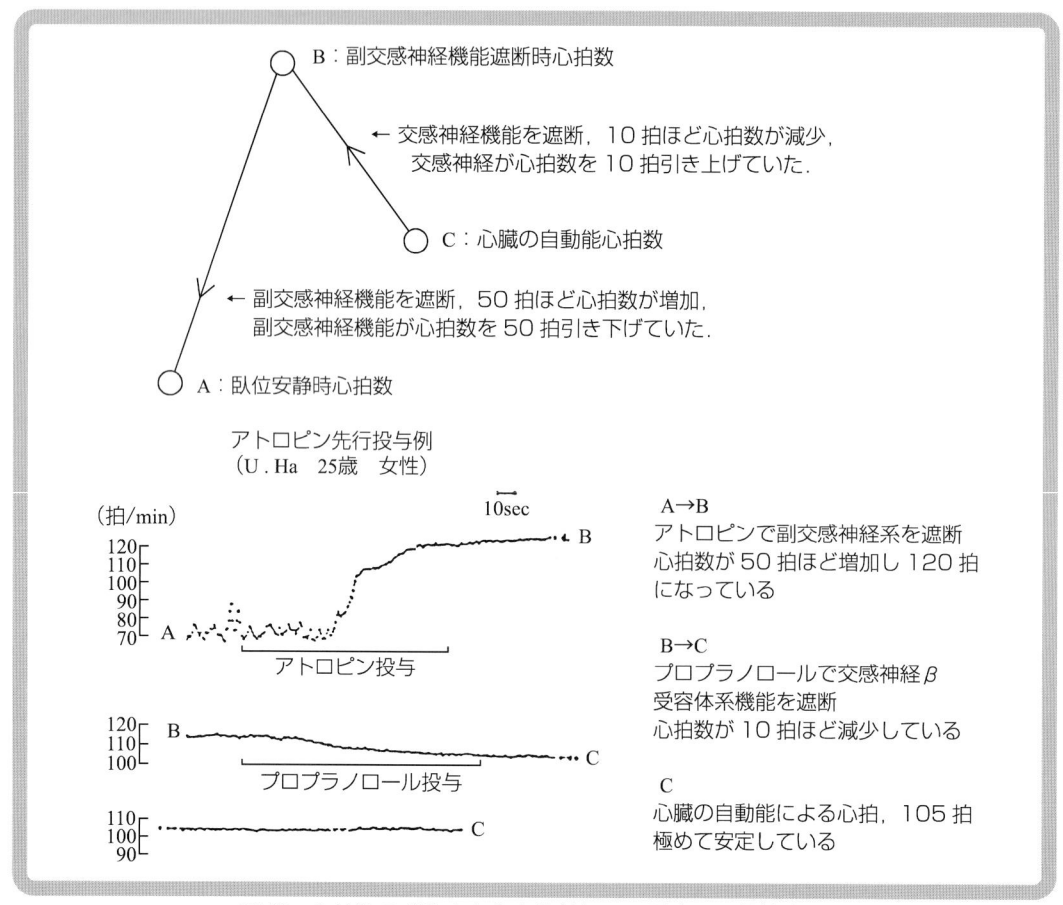

C
心臓の自動能による心拍，105 拍
極めて安定している

図 32　心拍数の成り立ちと自律神経の二重支配，拮抗支配

心臓を支配する交感神経は交感神経β受容体系である．その働きが高まると心臓の動きが速くなり，低下すると動きは遅くなる．その機能は図32に示されるようにプロプラノロールにより遮断される．

副交感神経はその働きが高まると心臓の動きが遅くなり，低下すると動きは速くなる．その機能はアトロピンで遮断される．

交感神経，副交感神経は，構造的には二重支配し，機能的には拮抗支配（働きの方向が反対向きである）している．

> 臥位安静時においては，
> 副交感神経は，　　50～60拍前後の関与をする．
> 交感神経は，　　　10～20拍前後の関与をする．
> 副交感神経 対 交感神経は，およそ　5 対 1　程度の比率で関与している

したがって，臥位安静時においては，副交感神経の関与の仕方が大きいために，臥位安静時の心拍数は，副交感神経機能の指標となり，副交感神経機能と臥位安静時心拍数は逆相関する．

▶ 4　自律神経機能の機能分担

1）交感神経α受容体系機能とβ受容体系機能

自律神経が身体の各器官を支配するときに神経の末端から伝達物質が分泌される．各器官でこの伝達物質を受け取り器官に伝える部分が受容器である．交感神経には代表的に，末梢血管にはα受容体が，心臓などの器官にはβ受容体がある．交感神経でも受容体により機能が異なる．特に末梢血管のα受容体と心臓のβ受容体は刺激により同じ変化をするときと別々の変化をするときがあり，交感神経についてはα受容体系機能とβ受容体系機能を分けて観察する必要がある．

図33は，交感神経α受容体系機能とβ受容体系機能が別々に変化するところを観察している．図33-1の一番上は，手の第2指の脈波である．手の動脈血管の動きを見る．波の上下の高さが小さくなるのは血管が収縮する状態を示し，大きくなるのは血管が拡張する方向に変化していることを示す．末梢血管は交感神経α受容体系が支配している．その働きが高まると血管は収縮する．低下すると拡張する．A（1）の部分は波高が小さくなっているので交感神経α受容体系機能が高まっていることが示されている．一方，上から三段目の瞬時心拍数を見ると刺激が始まるとともに心拍数は低下（B）しており，心臓を支配する交感神経β受

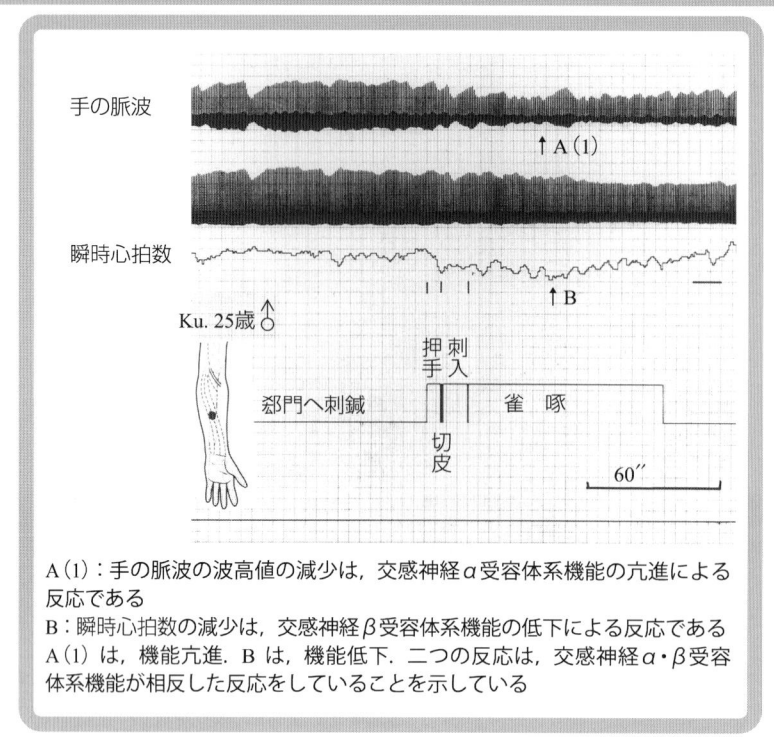

3 動的自律神経機能観察法：瞬時心拍数と自律神経機能

A(1)：手の脈波の波高値の減少は，交感神経α受容体系機能の亢進による反応である
B：瞬時心拍数の減少は，交感神経β受容体系機能の低下による反応である
A(1)は，機能亢進．Bは，機能低下．二つの反応は，交感神経α・β受容体系機能が相反した反応をしていることを示している

図33-1　交感神経α受容体系機能とβ受容体系機能の相反反応(1)

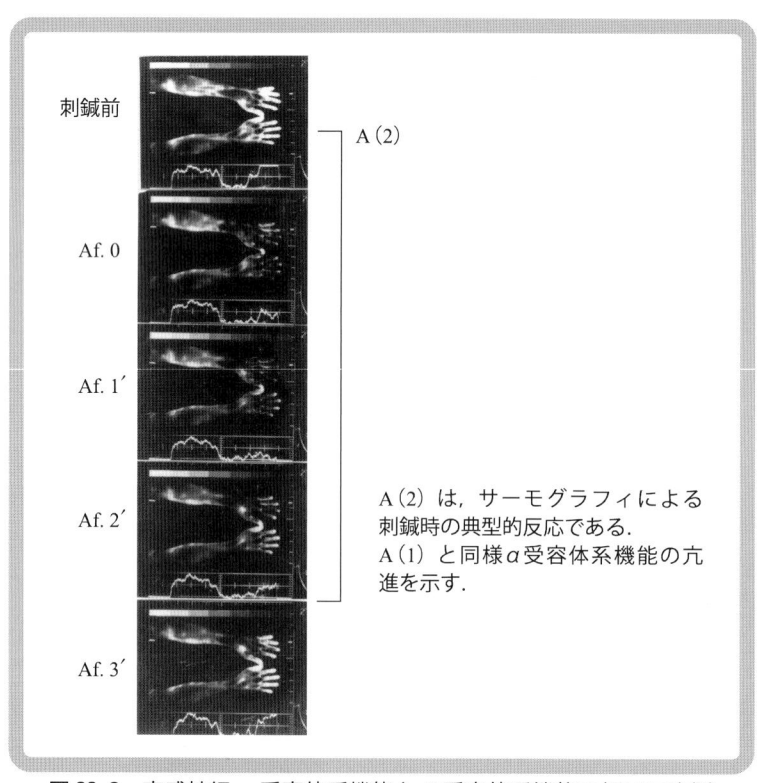

A(2)は，サーモグラフィによる刺鍼時の典型的反応である．
A(1)と同様α受容体系機能の亢進を示す．

図33-2　交感神経α受容体系機能とβ受容体系機能の相反反応(2)

容体系機能が抑制されていることを示している．

　前腕前面の中央部への骨格筋中までの刺鍼で雀啄刺激を行うと手の脈波での交感神経 α 受容体系機能は亢進し，同時に観察している心臓の交感神経 β 受容体系機能はそのとき抑制されている．α 受容体と β 受容体系が，亢進と抑制という反対向きの反応を示している．**図 33-2** は，手の末梢血管（交感神経 α 受容体）をサーモグラフィで観察している．合谷に刺鍼雀啄刺激をしているが，刺鍼直後に血管が収縮し 3 分後までに徐々に回復する様子が観察できる．刺鍼刺激により交感神経 α 受容体系機能が亢進しその後回復する．

　鍼，手技の刺激では，上記の変化は，通常に起きることである．基礎研究，臨床研究では交感神経については α 受容体系機能と β 受容体系機能を分けて観察しなければならない．

　交感神経 α 受容体系機能と β 受容体系機能のことであるが，交感神経 α 受容体系が支配する末梢血管は，全身に血液を循環する役割を担っている．一方，地球の重力下において直立二足歩行による生活の仕方を身につけてゆくわけであるが，直立位になるときに，体位の変化とともに血液が下方に流れすぎないように，全身にバランス良く血液を配分できるようにするという大きな問題と向き合うことになる．これを担ったのが交感神経 α 受容体系機能であろう．末梢血管系は重力に対し，種々の刺激に対し，まずは血管内腔の容積を維持し様子を見て徐々に状態を変えてゆく機能を獲得してきたものと考える．これは身体の他の器官とは異なる，環境の変化に対する刻々の対応を求められてきたことによるものであろう．

2）交感神経と副交感神経の機能分担

　交感神経と副交感神経は，基本的には二重支配による拮抗支配である．拮抗支配は，力の向きが反対で力が互角で互いに競り合っているという状態をいう．**図 34** に見られるように，交感神経と副交感神経は機能分担している．

　早い現象は副交感神経が，ゆっくりの現象は交感神経が分担する．これは，自律神経の伝達物質であるアセチルコリン（副交感神経），ノルアドレナリン（交感神経）の化学的反応速度によるものである．

　交感神経と副交感神経は，健康な状態においてはパラレル（共に高まり，共に低下する）に変化しようとする．このことは支配器官の機能を大きく急変させない知恵であろう．

　自律神経機能が変動しにくくなると，パラレルに変化しにくい状態になり，体調の不調として種々の症状が出現する．これは自律神経機能のバランスが失われた状態であり，このバランスを回復させることが，鍼灸など種々の物理療法により行われる．

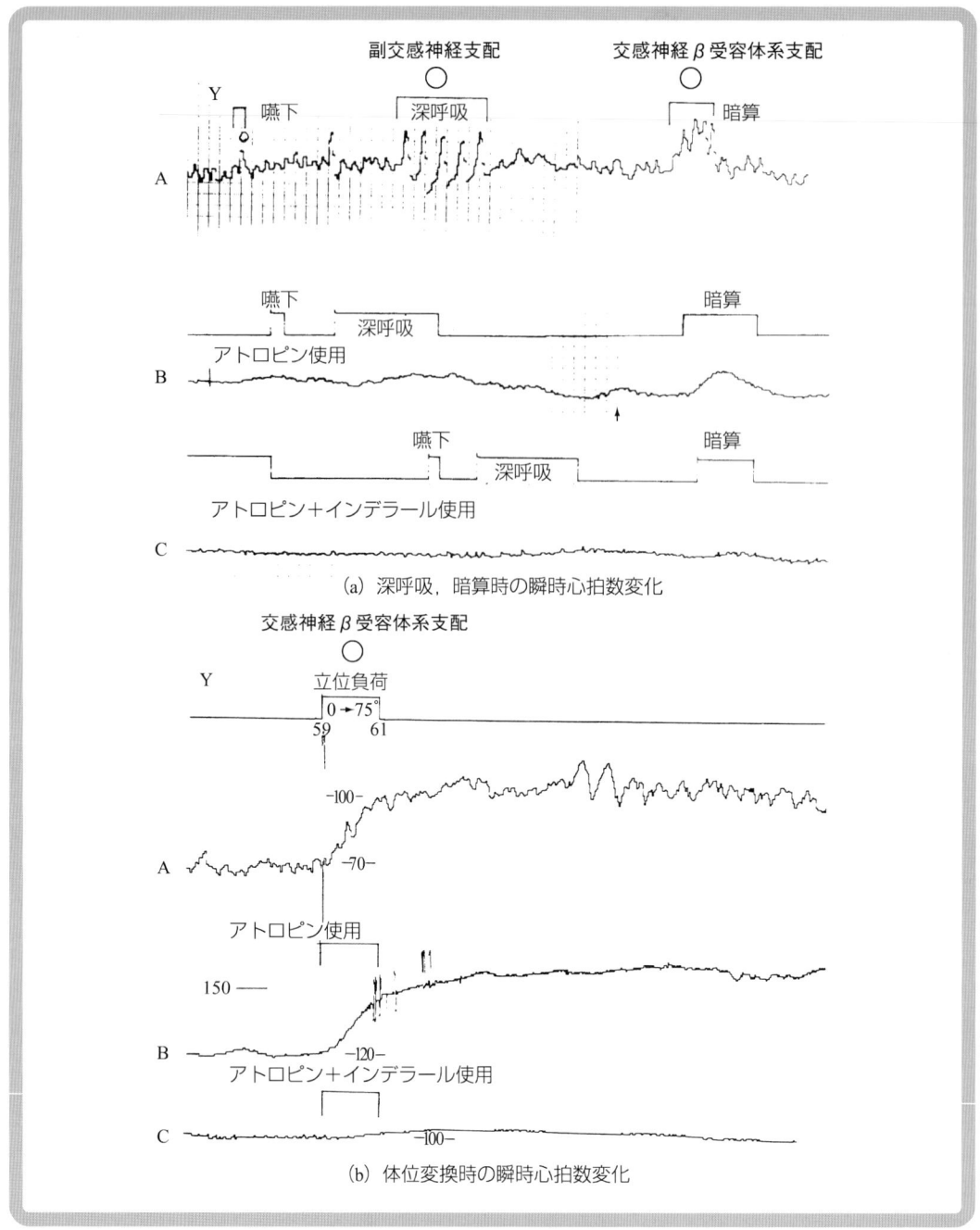

3 動的自律神経機能観察法：瞬時心拍数と自律神経機能

図 34　自律神経の機能分担

（a）グラフの上昇は瞬時心拍数の増加を，下降は減少を示す．
A　通常の状態で深呼吸，暗算（精神緊張）をしたときの瞬時心拍数の変化．深呼吸では，吸気時に増加を，呼気時に減少を示し，暗算では増加している．
B　アトロピンによって副交感神経機能を遮断した状態でのもの．深呼吸時の反応がなくなり，副交感神経機能により支配されている．暗算時の反応は起きており，副交感神経機能ではない．
C　アトロピンとインデラール（プロプラノロールと同じ）を用いて，交感神経β受容体系機能をも遮断した状態でのもので，暗算時の反応も消失する．暗算時の反応は交感神経支配である．
（b）体位変換時の瞬時心拍数変化を見ている．
A　通常の状態では臥位時の瞬時心拍数は 70 拍である．
B　アトロピンで副交感神経機能を遮断する．臥位時の瞬時心拍数は 120 拍に増加するけれども，立位への体位変換による瞬時心拍数の増加はAの通常時と同様に生じている．
C　交感神経β受容体系機能をも遮断する．立位時での瞬時心拍数の増加はほとんど起きない．体位変換による瞬時心拍数の変化は交感神経β受容体系の支配である．

3）自律神経機能の諸相

○ 皮膚血流を支配している交感神経α受容体系機能は，あらゆる刺激に対して，まずは興奮を高め，皮膚血管を収縮させる．このことは脳血流，末梢循環血流を維持するための機能であろうと考える．その後，状況により徐々に緊張を緩める．

○ 交感神経α受容体系機能とβ受容体系機能は独立して機能しており，時に同調し時に相反する反応をする．このことは自律神経機能を観察する上で重要なことである．交感神経機能は，α受容体系機能，β受容体系機能を分けて観察しなければならない．

○ 交感神経機能は，副交感神経機能に対して優位な位置にある．したがって，交感神経β受容体系機能が刺激を受け能動的に機能すると副交感神経機能を制御し，副交感神経機能反応が育たない．

○ 副交感神経機能反応を生かすには，原則的には交感神経刺激をしない．

○ 交感神経α受容体系機能を高め，交感神経β受容体系機能を刺激しないような刺激は，副交感神経反応を邪魔しない．その刺激はきわめて軽微な触刺激などである．

○ 交感・副交感両自律神経は，基本的に拮抗的な緊張関係にある．両神経機能が高い緊張状態でバランスしていることが生体の機能として望ましい状態である．

○ 交感神経は，休息状態では可能な限り緊張を緩めた状態にある．

○ 交感神経は，活動状態で高めた緊張を緩めにくいという過緊張の状態をつくりやすい．この状態が多くの交感神経性症状を生む．解けにくい過緊張を緩める治療が求められる．

○ 交感神経の解けない緊張は，環境の変化に対して機能を変化しにくい状態をつくる．気管支喘息の発作はその典型例である．解けにくい緊張を緩め，必要（交感神経）な適度な緊張をつくる仕組みを工夫する．治療を受ける姿勢を坐位姿勢として自律神経機能の動きやすさをつくる．坐位姿勢の活用である．

○ 交感神経の機能は，内・外環境の変化に対応して変動するところに役割がある．持続する精神的ストレスが最も大きな要因として解けにくい変動しにくさをつくる．

○ 副交感神経は，高い活動性を維持し機能するところに役割がある．骨格筋活動が副交感神経機能抑制をつくる．適切なトレーニングが副交感神経機能を鍛える．

○ 副交感神経は，休息状態にも緊張の高い状態を維持しようとする．活動状態には，交感神経の緊張の高まりに同調しようとして緊張状態を高めようとする．

○ 副交感神経優位症状と見られる状態の多くは交感神経機能の低下による相対的な副交感神経優位な状態である．

○ 刺鍼，手技の刺激による副交感神経機能亢進，交感神経 β 受容体系機能抑制の反応は，刺鍼，手技の刺激による特有な反応というよりも，ストレス刺激により生じている歪み反応を改善しようとする生体防御反応の一つと考えることが良いと考える．

○ 交感・副交感神経が高い緊張活動状態にあるときには，他方の機能の活動性を安定させる．

○ 交感神経へのストレスは，持続的精神緊張が代表格である．副交感神経へのストレスは，持続的骨格筋緊張が代表格である．

○ ストレス刺激は，交感神経に解けにくい過緊張をつくる．副交感神経に解けにくい抑制状態をつくる．

○ 交感神経は，動物としての活動状態に対応する自律機能を主体的に担当する自律神経である．副交感神経は，動物の休息状態の自律機能を主体的に担当する自律神経である．

○ 両自律神経は，それぞれが主体的に活動するときに，他方のサポート役としての役割が，安定的な自律神経機能を可能にしている

▷ 5　副交感神経機能と呼吸運動

図34で観察したように深呼吸による瞬時心拍数の変化は，副交感神経の支配による反応である．呼吸運動に対応して変動する（図35）．図35 Aは，呼吸曲線である．呼吸曲線が上の方向に変化しているときは吸気時であり，下の方向に変化しているときは呼気時を示す．呼吸曲線と瞬時心拍数の変化とを上下に比べてみると，吸気時には瞬時心拍数が増加し，呼気時には瞬時心拍数は減少している．

呼吸運動により，吸気時には副交感神経機能が低下し，呼気時には副交感神経機能が高まっている．種々の健康法で，呼気時の副交感神経機能を高める仕組みが活用されている．

▷ 6　深呼吸による瞬時心拍数変化の特徴

図36は，自律神経機能遮断剤を使用し，深呼吸による瞬時心拍数の変化に対する影響を観察している．

図36 (a) Aは通常状態である．遮断剤を用いていないときは，深呼吸に

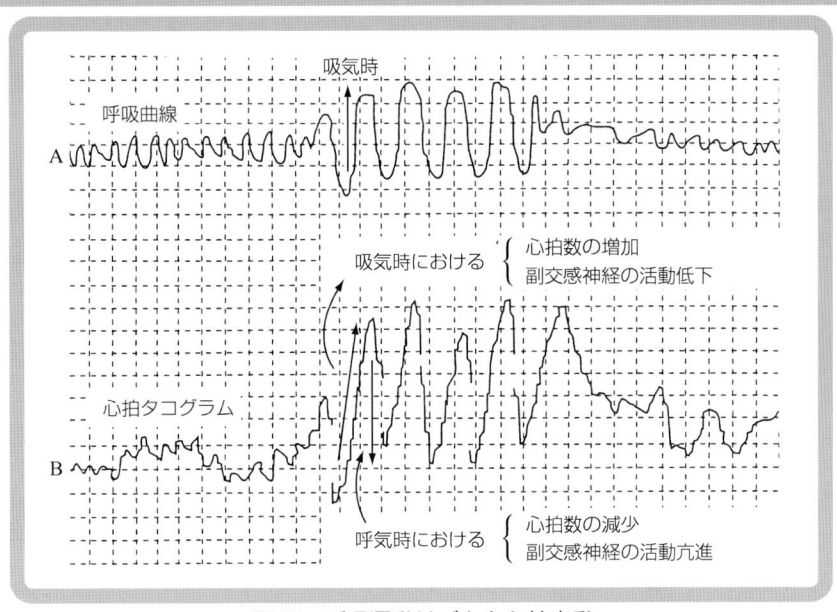

図35 呼吸運動リズムと心拍変動

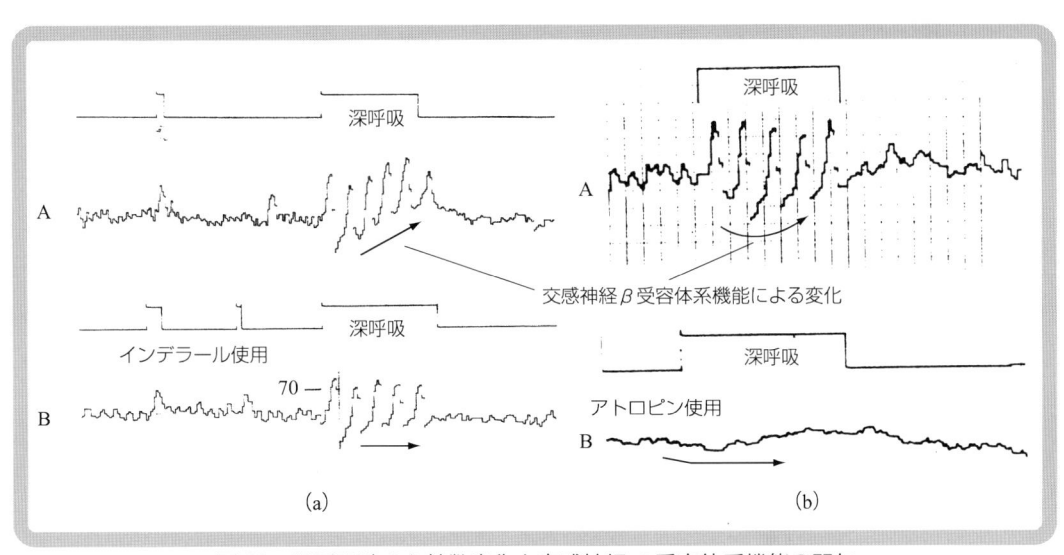

図36 深呼吸時の心拍数変化と交感神経β受容体系機能の関与

より瞬時心拍数は大きく変化するが，深呼吸の回数ごとに階段状に増加している．しかし，Bの交感神経β受容体系機能を遮断したときには，深呼吸の回数ごとの階段状の増加が消失する．遮断していないときの回数ごとの階段状増加は，交感神経β受容体系機能によるものであることが分かる．深呼吸時の瞬時心拍数の反応を理解する重要な点である．

図36(b) Aは通常の状態である．5回深呼吸による瞬時心拍数の変化の心拍数の下がり方の底辺が船底型になっている．Bは，アトロピンで副交感神経機能を遮断した．そこで深呼吸をさせると1呼吸回ごとの大

きな変化は消失するが，深呼吸の部分に A で観察できる底辺の船底型変化が見られる．5 回深呼吸を行わせたときの底辺の変化には交感神経 β 受容体系機能が影響している．

▶ 7　深呼吸による副交感神経機能抑制の観察

観察してきたように，深呼吸によって瞬時心拍数は呼吸運動に対応して大きく変化する．

吸気時の呼吸筋の活動が副交感神経機能抑制を起こし瞬時心拍数を増加させる．深呼吸による瞬時心拍数の増加は，副交感神経機能の骨格筋活動による抑制されやすさを示している．

呼気時の瞬時心拍数の減少は副交感神経活動を高められるレベルを示している．

図 37 では臥位時，立位時において深呼吸を行わせ，副交感神経機能の抑制状態を見ようといている．

図 37 A で，臥位安静時の瞬時心拍数平均は 50 拍弱である．深呼吸による上下動も 10 拍以内であり，とても安定している．深呼吸をしてもほとんど平均より下方には反応しない．副交感神経機能の抑制はほとんどないと見られる．臥位安静時心拍数の望ましい副交感神経機能状態は，60 拍前後，50 拍台と考える．

したがって，平均 50 拍弱の平均心拍数は，副交感神経活動がとても良い状態であると考えられる．そして，立位になると 17 拍程度増加し交感神経活動もよい状態である．立位時の平均瞬時心拍数は，65 拍前後であ

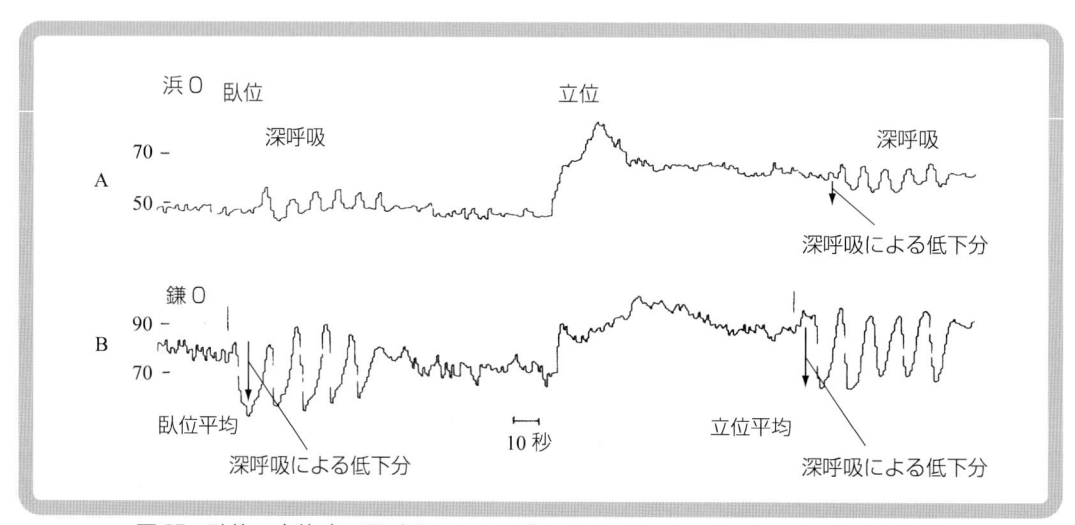

図 37　臥位・立位時，深呼吸による瞬時心拍数の変化に見る副交感神経機能抑制

るが，深呼吸により平均よりも 5 拍程度の瞬時心拍数の減少が見られる．臥位から立位になって 17 拍ほど瞬時心拍数が増加しているが，そのうちの 5 拍程度は副交感神経機能の抑制によって起こり，12 拍程度が交感神経 β 受容体系機能の高まりによって起きていると見られる．つまり安静状態ではよい状態であるが，立位になると副交感神経機能の抑制が，程度は軽いけれども観察できる．やや活動状態での疲れが起こりやすい状態にあり，長時間の仕事は避けることが望ましい．

　図 37 B では，臥位時の平均心拍数は 80 拍前後にある．安静時心拍数と副交感神経機能は逆相関するので，副交感神経機能の抑制が推測されるが，深呼吸時には平均よりも大きく 25 拍程度も低下し，副交感神経機能の抑制状態を強く示している．副交感神経の心拍数への関与が 50〜60 拍程度であるから，機能の半分近くが抑制されていると考えられる．

　立位状態では，平均瞬時心拍数が 90 拍程度に増加するが，深呼吸で臥位安静状態の平均レベルまで低下し，副交感神経機能抑制が強い状態が示されている．健康状態がきわめて好ましくない状態である．

　瞬時心拍数の平均レベルに対して，深呼吸による瞬時心拍数変化が深呼吸前の安静時平均心拍数のレベルよりも上への変化は副交感神経機能の抑制による変化，平均レベルよりも下への変化は副交感神経機能の高まりによる変化を示している．

　瞬時心拍数の平均レベルよりも下への変化が副交感神経機能の高まりを示すことは，深呼吸前の安静時平均レベルの状態よりも副交感神経機能を高めることができる状態にあることを示しており，それは深呼吸前安静時の瞬時心拍数の平均レベルが副交感神経機能の抑制状態にあるから，深呼吸により深呼吸前の安静時瞬時心拍数平均よりも減少を可能にするものである．

　副交感神経機能は，機能を十分に発揮している状態が好ましい状態である．種々のストレス刺激は副交感神経機能を抑制させる．直接の刺激は骨格筋の収縮が副交感神経機能の抑制をつくる．深呼吸運動により吸気時には心拍数を増加させ，呼気時には心拍数を減少させるが，このときに平均レベルよりもどれだけ減少するかが副交感神経機能の抑制の程度を示している．

1）深呼吸による副交感神経機能抑制の意味

　生体は，副交感神経機能の抑制があるとそれを回復しようとする反応を起こそうとしている．図 38 は，同一個人で臥位時，立位時に郄門（前腕前面の中央）に刺鍼（1.5 cm 刺入，30 秒間雀啄刺激：タッピング）刺激をしている．刺鍼により，臥位時には心拍数は反応せず，立位時で心拍数の減少反応が起きている．臥位時，立位時の深呼吸による心拍数の変化では，臥位時には平均よりも減少せず，立位時には平均よりも減少

3 動的自律神経機能観察法:瞬時心拍数と自律神経機能

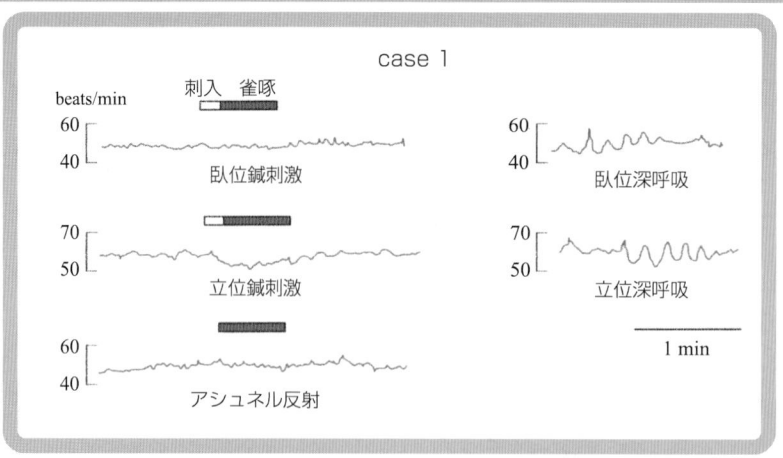

図38 同一個人で体位の違いが深呼吸による副交感神経機能抑制を変化させ,刺鍼による反応も変える

している.臥位時には深呼吸をしても平均よりも減少しないということは,平均心拍数も50拍以下で副交感神経機能が十分に活動している状態を示し,深呼吸をしてもそれ以上副交感神経機能を高められる状態でないことを示している.

一方,立位時は深呼吸をすると平均よりも減少するということは,立位時の平均心拍数は60拍ほどであり臥位時よりも12拍ほど増加しているが,深呼吸をすると6拍ほど心拍数が減少する.立位になって増加した12拍のうち半分の6拍は副交感神経機能が抑制されて増加し,交感神経β受容体系の機能が高まって起きた増加分は6拍ほどということである.立位になり副交感神経機能が抑制されたので,刺鍼による副交感神経機能を高める反応を起こすことができたということである.

体位の違いによる刺鍼反応の違いを説明している.臥位時にはアシュネル反射も行っているが,副交感神経機能抑制がないのでやはり反応していない.生体は反応することができる状態にあるときに反応するということである.これは非常に重要なことである.

深呼吸による反応も,刺鍼による反応もいつでも同じように起こす刺激ではない.

臥位安静時は,生体は休息状態であり,立位安静時は活動状態である.それぞれの状態で深呼吸を行うことで,安静状態の副交感神経機能抑制状態,活動状態の副交感神経機能抑制状態を観察することができる.

上手な深呼吸は,7,8秒間の時間で腹式の吸気をゆっくり行い,全身の筋緊張を緩めて静かに呼気を行う方法である.肩に力が入ったりしていると十分に副交感神経機能を高めることができない.

8　体位変換と交感神経機能

　臥位から立位に体位変換したときの自律神経機能変化を自律神経遮断剤を用いて検討した．その代表例を図34（参照）に示し，臥位から立位に体位変換するときに起きる瞬時心拍数の変化は交感神経β受容体系機能が支配する反応であることが判明した．体位変換の骨格筋活動を除くためにチルトベッドを用い，臥位から立位への変換を行った．チルトベッドを75度に立てるとその上に乗る人がほぼ直立位になる．

　図34(b)Aは，遮断剤を用いていない状態での立位である．臥位時の瞬時心拍数が70拍であったが，立位になると100拍になり，30拍増加している．中段のBは，アトロピンで副交感神経機能を遮断した．臥位時の瞬時心拍数平均は120拍になり，Aよりも50拍増加している．しかし，立位になると150拍に増加し，上段Aでの反応とほとんど同じである．体位変換による瞬時心拍数の変化には副交感神経機能の関与は極めて小さいことを示している．

　図39では，体位変換と交感神経β受容体系機能について検討している．

　図39-1Aは，アトロピン投与で明らかになる安静臥位状態における副交感神経機能関与分である．Bは，交感神経β受容体系機能関与分である．Cは，臥位安静時心拍数から立位安静時心拍数の差である．1, 2,

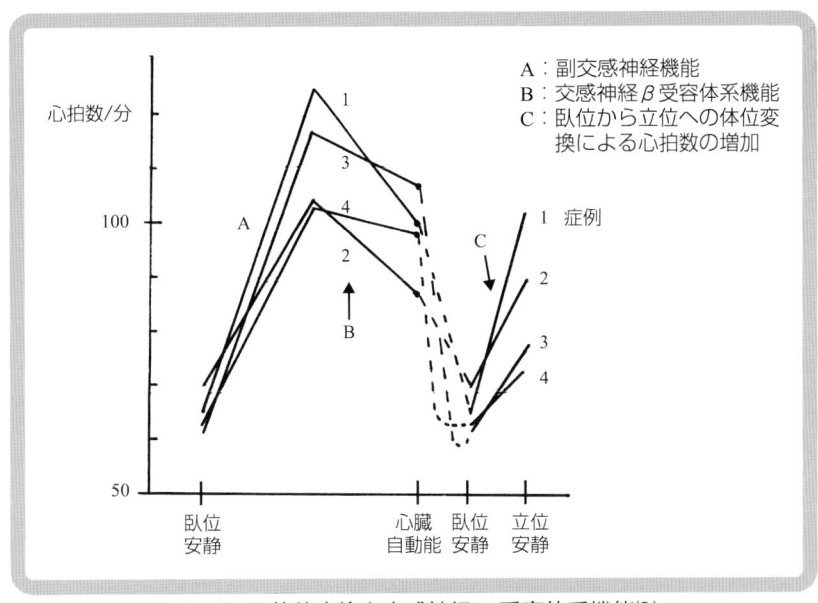

図 39-1　体位変換と交感神経β受容体系機能(1)

3 動的自律神経機能観察法：瞬時心拍数と自律神経機能

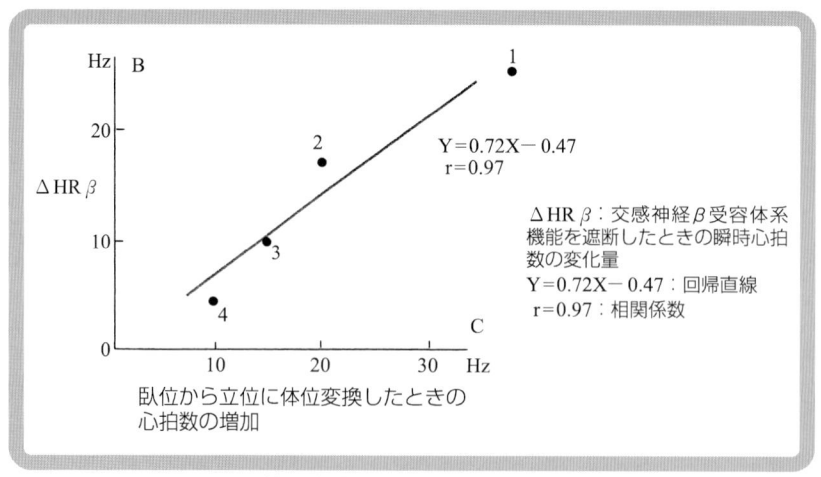

図39-2 体位変換と交感神経β受容体系機能(2)

3, 4の数字は症例ナンバーである．BとCについて相関係数を検討したのが，**図 39-2** である．相関係数 0.97 で良く相関し，自律神経機能遮断剤で知ることができるB交感神経β受容体系機能関与分を，臥位から立位に体位変換したときの心拍数の増加分を指標として知ることができる．

1）体位変換と副交感神経機能

　図40は，先に交感神経β受容体系機能を遮断した3例である．Bでは，副交感神経機能のみが活動している状態での瞬時心拍数の体位変換による変化を観察できる．Cの副交感神経機能をも遮断した状態とBとを比較すると，体位変換時における副交感神経機能の変化を観察できる．

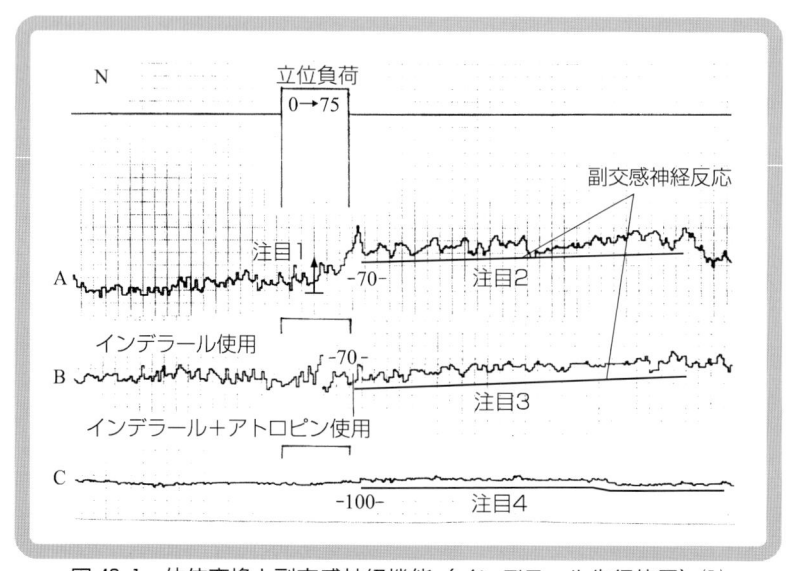

図 40-1 体位変換と副交感神経機能（インデラール先行使用）(1)

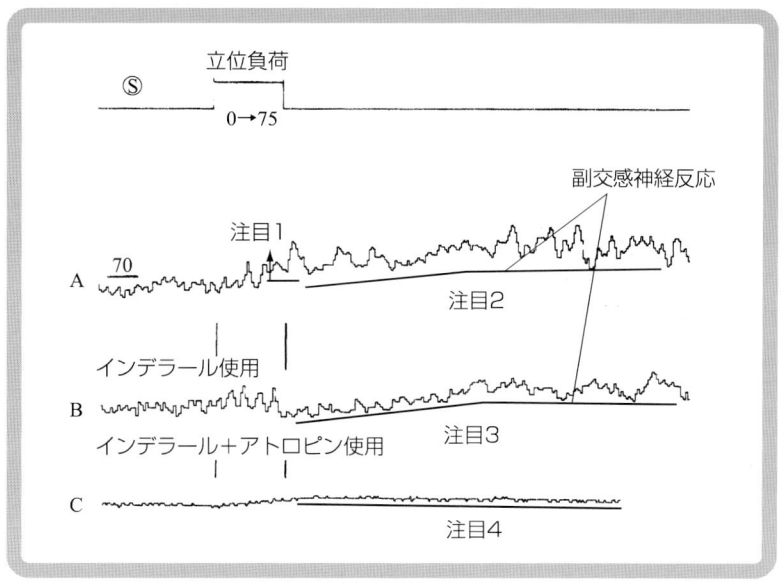

図 40-2　体位変換と副交感神経機能（インデラール先行使用）(2)

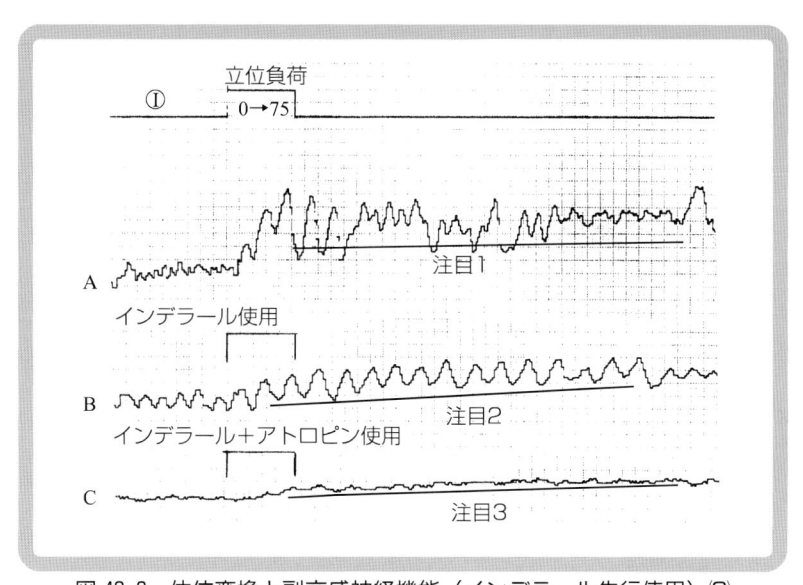

図 40-3　体位変換と副交感神経機能（インデラール先行使用）(3)

　図 40-1，2 では，Aにおいて，体位変換による交感神経 β 受容体系機能の高まりを観察できる．B（注目3）での変化の流れはA（注目2）の流れとよく似ている．しかし，C（注目4）の流れとは異なる．Bでの流れの変化は，副交感神経機能の抑制による変化と考えられる．抑制の変化ということは，体位変換により受動的な反応として抑制を起こしていると考えられる．

　図 40-1，2 の注目1である．立位動作の前半における瞬時心拍数の増加がみられる．AとBで同様の現象がみられることは副交感神経の抑制

による反応である．

　図40-3では，Aで体位変換による交感神経β受容体系機能の高まりを観察できる．しかし，Bでの変化の流れはAの流れとは異なり，Cの流れと類似している．つまりこの症例では，副交感神経機能の変化は観察しにくいと判断して良いであろう．

　臥位から立位への体位変換においての瞬時心拍数の変化には，交感神経β受容体系機能が積極的に関与している．副交感神経機能は積極的には関与しない．受動的に影響を受け関与する．

　臥位から立位への体位変換において，副交感神経機能は受動的に変化を起こすことが推測できる．今後の研究が必要であるが，(1)交感神経機能の高まりに同調して機能を高められる場合，(2)立位という負荷により抑制を起こす場合，(3)変化しない場合の三つの場合が考えられるが，臨床的に抑制される場合が多いと考えられ，体調不調の指標となる．

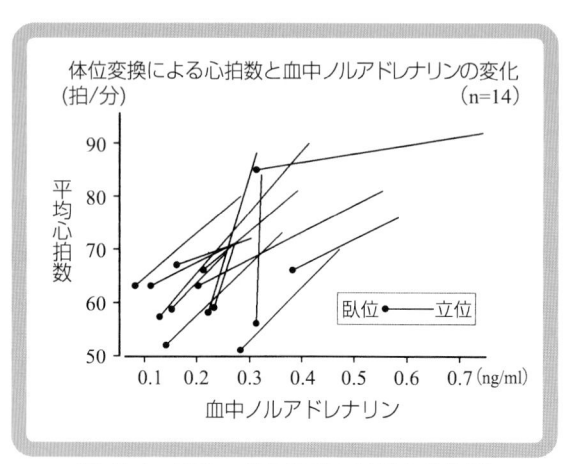

図41-1　自動・他動立位と瞬時心拍数(1)

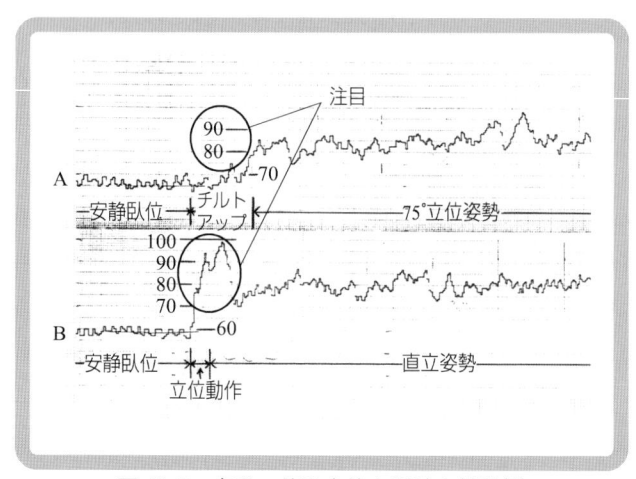

図41-2　自動・他動立位と瞬時心拍数(2)

2）自動・他動立位と瞬時心拍数

臥位から立位への体位変換による心拍数の増加分は交感神経β受容体系機能の指標にできる．臥位から立位への体位変換を自動立位により行った場合とチルトベッドを使用して行った場合の検討をした．その結果（森英俊，西條一止：自動・他動体位変換と心拍数の変化．自律神経，23(5):1986），他動立位と自動立位の臥位から立位への体位変換によって起きる心拍数の増加には差がなかった．したがって，簡便な自動立位を用いられる．

図41-2は，最も標準的なタイプである．Bのケースでは立位中，直後に急激な心拍数の増加が起きる．これは立位動作の骨格筋活動による副交感神経機能抑制により起きている．Aは，体位変換は起きるが，骨格筋の収縮は起きないので，Bに見られた反応は起きない．種々の骨格筋の収縮で副交感神経機能の抑制による心拍数の増加が起きる．

図41-1は，臥位時と立位時における血液中の交感神経の伝達物質であるノルアドレナリンを調べたものである．当然，立位時には増加している．

3）体位変換と交感神経機能不調の徴

図42は，臥位から立位への体位変換で見られる交感神経β受容体系機能の不調の代表例である．Aは，体位変換で交感神経β受容体系機能の高まりがリアルタイムで起きにくく時間がかかるタイプ：交感神経反応性の不調である．Bは，体位変換による交感神経β受容体系機能の変

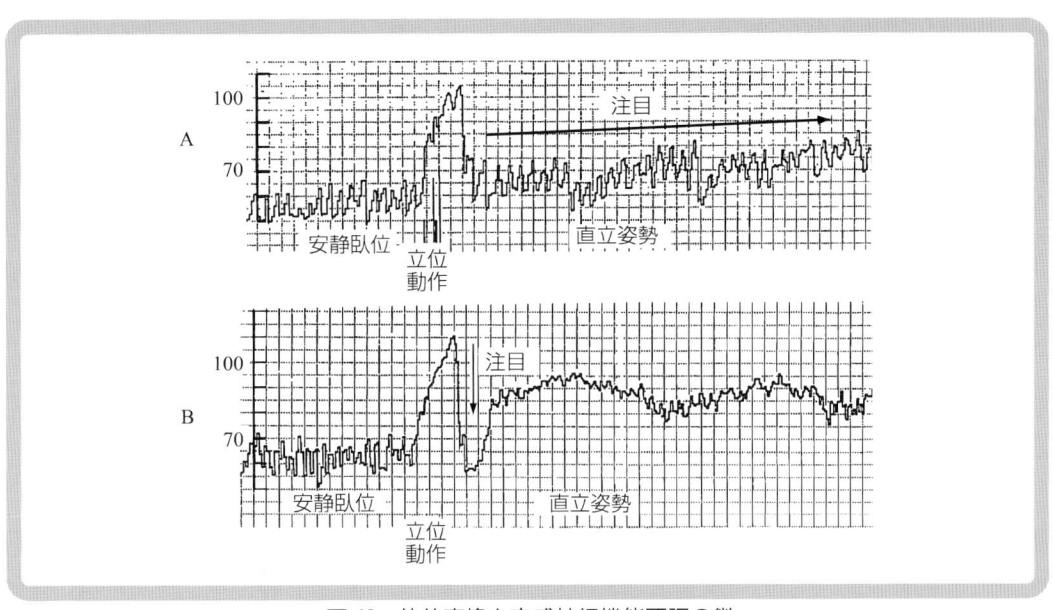

図42 体位変換と交感神経機能不調の徴

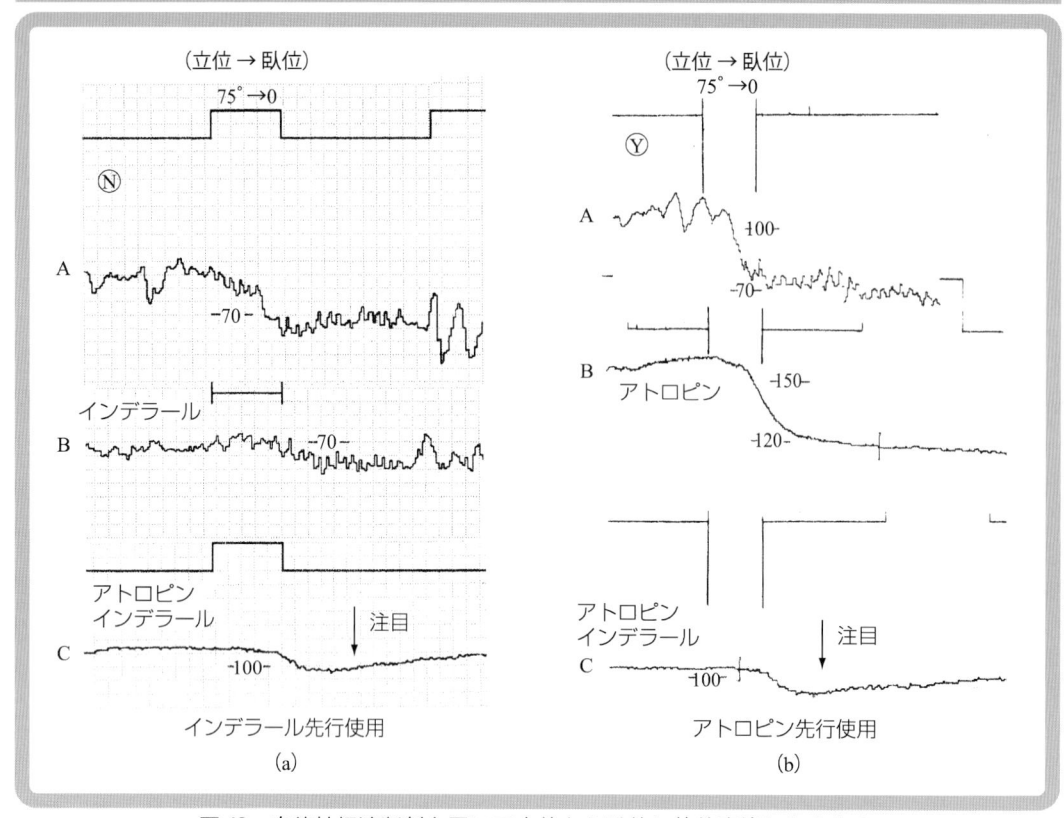

**図43　自律神経遮断剤を用いて立位から臥位に体位変換したときの
心臓の自動能に見られる反応**

Aは，通常状態．
（a）Bでインデラールを用いて交感神経β受容体系機能を先に遮断し体位変換をした．Cは，アトロピンを用い副交感神経機能も遮断し心臓の自動能の状態での反応である．
（b）先にアトロピン，後にインデラールを使用した．
C（心臓の自動能）による臥位への体位変換直後に「注目」の部分のように10拍前後の低下が起き元に戻ろうとする．
Bにおいてどちらかの神経が働いているときにはそのような現象は見られない．

化が，数十秒時間が遅れて起きるタイプ：交感神経反応性の不調である．

4）心臓の自動能と体位変換

　心臓の自動能は，成人では1分間に100拍前後で動く．**図32**C，**図34**C，**図40**Cなどで観察したように，基本的には非常に安定的である．スポーツマンは心拍数が少ない．より強い運動に耐えられるようにスポーツトレーニングにより鍛えることで心臓の自動能が低下するといわれる．鍼刺激で心拍数は減少するが，自動能に変化は起きない．
　図32C，**図34**Cは，臥位から立位に体位変換したときのものである．いずれもわずかに自動能による心拍数は増加している．臥位から立位という身体が活動的な状態に変化するときには心臓の自動能にも動きを速くする方向に変化を起こしている．

図34(a) C では，暗算をしている．精神緊張を高めたときには，わずかではあるが心臓の自動能の動きを早めている．

図43 は，自律神経遮断剤を用いて，立位から臥位に，活動姿勢から休息姿勢に変化したときのものである．図43(a)では，インデラールを先に使用し交感神経 β 受容体系機能を遮断し，副交感神経機能が活動している状態でのものが B である．両神経を遮断した状態が C である．C では，臥位になる直後に心拍数の落ち込みが見られる．B にはない．

図43(b)では，アトロピンを先に使用し副交感神経機能を遮断し，交感神経 β 受容体系機能が活動している状態でのものが B である．両神経を遮断した状態でのものが C である．C には臥位直後にやはり落ち込みが見られる．B にはまったく起きていない．

臥位直後の心臓の自動能の心拍数の落ち込み現象は，両神経のどちらかが活動している状態では起きないが，両神経が遮断されると起きる．

この自律神経機能を遮断する実験では，交感神経 α 受容体系機能は遮断していない．したがって，末梢血管の交感神経 α 受容体系機能は正常に機能している．

立位から臥位になると身体は休息状態になる．緊張が緩む方向のときには心臓の自動能の動きを遅い方向に反応させるようである．血管内の血液の動きは，臥位という姿勢により末梢血管の緊張は立位のときよりも低下しているために，自動能への影響が臥位から立位への体位変換よりも大きいように見える．

大きくはないが，心臓の自動能に影響を与える仕組みが存在するようである．

▶9 瞬時心拍数を用いる自律神経機能観察への期待

身体の不調，種々の症状などの状態が自律神経機能に反映する．現代の医学が病気と定義しないような機能的不調を表現している．病気以前の状態を知る手がかりとして，特に副交感神経機能抑制状態があり，これは身体のトラブルの前提にある．活動状態での副交感神経機能抑制，そして休息状態においても副交感神経機能抑制が起こるというような順序で，多くは現れるのではないであろうか．

世はデジタル時代である．瞬時心拍数を連続的に観察することは，アナログ情報であり，すっきりしにくい．自律神経機能は，微妙な変化で種々の状態を表現しようとしている．身体の快適な調整というのは，そんな微妙なものなのではないであろうか．測定の装置はどこにでも持ち込める．種々の現場で新たな発見が期待できるものと胸がわくわくする．

4 鍼灸治療法の体系化

　平成3（1991）年度に浅刺・呼気時・坐位の刺鍼法の解明により，鍼灸臨床における補術への見通しがつき，鍼灸治療の基本的枠組みができたところで，筑波技術短期大学附属診療所の開設を迎える．そして診療所における臨床経験がそれまでの自律神経研究の実践研究の場となり，次の「臨床における鍼の治効，六つのメカニズム」に発展する．その後，気管支喘息治療が登場し，「基本的治療の体系化」ができた．

　その臨床研究の実践例に「いわゆる腰痛症」に対する鍼灸治療研究と，内科系疾患である「気管支喘息に対する臨床研究」が行われている．この2つは，本研究の成果を臨床に実践している．従来の鍼灸治療とは異なるものである．3つ目の「習慣性扁桃炎に対するはりによる予防」研究は，昭和50（1975）年代の初めからすすめている針麻酔研究の過程のなかで偶然遭遇し，できたものである．しかし，鍼治療が first choice される可能性の高い疾患例として，治療法も明確である点で臨床価値の高いものであると評価している．

▷ 1 ……………鍼のいろいろの生体反応を期待できる治療道具の整理と開発

1）臨床における鍼の治効，六つのメカニズム

　大工が家を建てるには大工道具が必要である．左官には左官道具がある．大工の道具のカンナは，木をきれいに削る．ノミは穴を掘る．鍼灸師が鍼灸治療をするにもやはり道具がいる．鍼の道具とは，いろいろな物としての鍼ではなく，いろいろな生体反応をつくることができる方法である．それぞれの役割を果たせる道具があれば，当然，立派に治療ができることになる．以下に，その道具たる，六つのメカニズムを示す．

① 組織損傷による生体防御機転の刺激（メカニズム-1）
② 筋への刺鍼により，筋の過緊張を緩和し，血液循環をよくする刺鍼局所作用（メカニズム-2）
③ 筋刺激（雀啄）による交感神経を遠心路とする反射機転（メカニズム-3）
④ 皮膚・皮下組織刺激による副交感神経機能を主体的に高め，自然治

癒力を高める機転（メカニズム-4）
　⑤　坐位時の低周波鍼通電療法による全身的交感神経機能亢進作用（メカニズム-5）
　⑥　臥位時の低周波鍼通電療法による全身的交感神経機能の緊張を解く作用（メカニズム-6）

　鍼治療において私たちは，どれだけ道具をもっているのか．①，②は，従来からのものである．

　①は，刺鍼によって組織損傷した物質が，異物として作用し自然免疫機構を刺激するというものである．

　②は，局所治療の中心的役割を演じている．

　③，④は，浅刺・呼気時・坐位の刺鍼法の研究で明らかになったものである．

　③は，筋刺激が，交感神経β受容体系の抑制反応をつくるというルートであり，体性－内臓反射の基本的ルートとなるものと考える．

　④は，浅刺・呼気時・坐位の刺鍼法である．

　ここでは，以下の⑤，⑥について述べる．

2）閾値下刺激の鍼治療における意味の解明

key words

閾値下刺激
　刺激して反応を起こせる最小の刺激の強さを閾値という．その強さ以下の刺激は反応を起こせない．反応を起こせない強さの刺激を閾値下刺激という．

　臨床のなかで低周波鍼通電療法が，閾値下刺激として作用しているのではないかという示唆を受けた．以下そのことについて述べる．

　ここで低周波鍼通電療法というのは，昭和46（1971）年のニューヨークタイムズ社のレストン記者により，全世界に，中国における針による麻酔の報道がなされたときの低周波を用いた方法のことである．手技も行われていたが，針による麻酔に用いられていたのが，多くは低周波治療器だった．手，足の末端部からの刺激は，1Hz前後のパルス，手術局所近くには数百Hzのパルス刺激が行われていた．この低周波治療器を用いた針の方法が，針麻酔についての研究とともに，鎮痛療法として臨床応用されるようになった．それが低周波鍼通電療法である．それ以前から，低周波治療器は物理療法の1つとして存在していたが，1Hz前後のパルス刺激を用いるものは，中国の針麻酔にプライオリティがある．

a．気管支喘息と坐位時，低周波鍼通電療法
　【治効メカニズムへの考察】

　針麻酔は，痛み研究の発端ともなり，そのメカニズムについて脳内モルヒネ様物質など多くの研究がなされた．しかし，いまだ結論は得られていない．私は気管支喘息の治療のなかから貴重な経験を得た．

　20年ほど前に，呼吸のリズムにおいて吸気時，呼気時に副交感神経機能が亢進，抑制を繰り返すことを知り，この変化を活用すれば気管支喘息治療ができると考え，呼気時のみ，吸気時のみにそれぞれパルスを出せる低周波治療器を作り治療に応用した．しかし，このときはどうして

4 鍼灸治療法の体系化

も臨床的に納得できる成果を得られなかった．

この実験では，自律神経研究の進展によって体位の違いにおける交感神経機能の変化の大きいことがわかったため，また，気管支喘息の起坐呼吸にもヒントを得て，患者の体位を坐位（長坐位）にして治療を行えばうまくいくのではないかと考えた．実は，気管支喘息の患者に，合谷－孔最で，1 Hz の低周波鍼通電療法を行うと発作を誘発することがあり，気管支喘息の患者が発作を起こしやすいときには，低周波鍼通電療法はできないことを経験していた．そこで，もし，坐位での治療が本当に意味があるかどうかを明らかにするため，臥位で行うと発作を誘発する合谷－孔最の低周波鍼通電療法を行ってみようと考え，実際に試みた．

その結果，気管支喘息発作を起こしている患者の喘鳴を治療中に改善できることがわかった．次々と試みたが，いずれの場合もうまくいった．外来に通院してこられる程度の発作であれば，20 分，あるいは，40 分，60 分の低周波鍼通電療法で改善できる．

ただし上記の治療方法は，臥位で行うと気管支喘息患者の発作を誘発する．

■治療の体位は坐位，坐位は坐位でも長坐位

通常のイス坐位で低周波鍼通電療法を行うと治療中に患者は脳貧血を起こすことが多い．したがって治療にはならない．しかし，図 44 のように長坐位で行うと，脳貧血を起こさない．しかし，用心のために図 44 のように肘掛けを当てて行っている．殿様療法と呼んでいるが，長坐位で行うことが大きな意味を持っている．

■坐位，立位が交感神経機能を高める

病気の症状とは，病的状態に陥った組織，器官の異常な機能状態の徴

> **key words**
> **長坐位**
> 足を投げ出して座椅子に座った状態の坐位をいう．

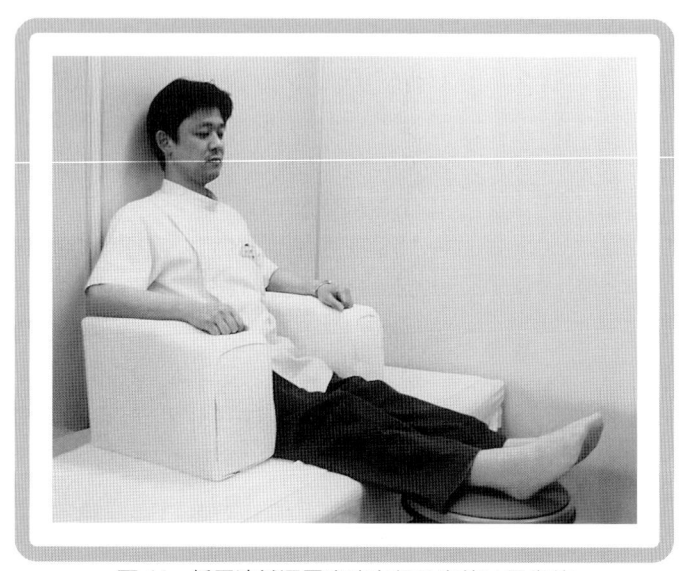

図 44　低周波鍼通電療法を行う坐位は長坐位

といえる．したがって，症状は，機能異常を起こしている組織，器官を示すとともに機能異常の状態も教えてくれるために，病気を診断するうえで極めて重要な意味をもつ．このことはだれでも理解している．しかし，症状には，もう1つ，治療を示唆するものでもあるという意味がある．

著者が気管支喘息について学んだのは，もう30年以上も前のことである．けれども最近まで起坐呼吸が喘息の治療に重要な示唆を与えていることに気がつかなかった．

体位の違いは刺鍼反応に大きな影響を与えるので，当然，治療効果にも関わることが理解できる．

喘息発作時に坐位になると咳の発作が楽になるというのは，交感神経機能の高まりが関わっているものであろう．咳が楽になって横になると，また交感神経緊張が低下するので咳が出始める．このことを繰り返すのである．

■ 1 Hz パルス刺激の反応

1 Hz 前後の低周波治療は筋に収縮を作ることを原則としている．通電せずに雀啄刺激でもパルス通電時と同様に痛覚閾値上昇という反応をつくることができたことは，中国でも伝えられ，著者らも1965年ころに基礎的実験により確かめた．電気にも，雀啄にも共通するのは筋刺激をしていることである．

■ 骨格筋の収縮と自律神経反応

骨格筋が強縮すると副交感神経機能を抑制し，交感神経機能を高める．つまり，筋が収縮すると副交感神経機能は抑制され，交感神経機能を高めるという自律神経反応を起こす．ところが，筋の単収縮では，ポリグラフで観察しながら低周波鍼通電をしても上述の自律神経反応を起こさない．つまり，自律神経反射に対して，刺激はあるけれども反応はつくることができない閾値下刺激として作用していると考えられる．筋収縮には有効刺激であるが，自律神経反射には閾値下刺激ということである．

1 Hz パルス刺激は，筋には有効刺激として作用し単収縮をつくるが，シナプスを越えないために自律神経反射はつくらないことが閾値下刺激として作用するものであろう．

■ 針麻酔の基礎的研究

図45は，皮膚温，舌下温を指標として針麻酔時の生体反応を観察した研究である．刺激部位は，左右の合谷，左右の三陰交をつなぎ，1 Hz で鍼通電刺激をしている．図32の皮膚温を表すグラフにみられるように舌下温は，通電開始とともに低下しはじめる．そのとき，腹部皮膚温や手足の皮膚温が上昇する．しかし，通電中にも関わらず，通電50分後から突然，舌下温は上昇しはじめ，同時に上昇していた腹部や手足の皮膚温は低下しはじめる．低周波鍼通電刺激により体温調節機能に変化が起き

key words

強縮

通常の骨格筋の収縮を強縮という．1 Hz のパルス刺激により起きるピクピクした収縮は単収縮という．

4 鍼灸治療法の体系化

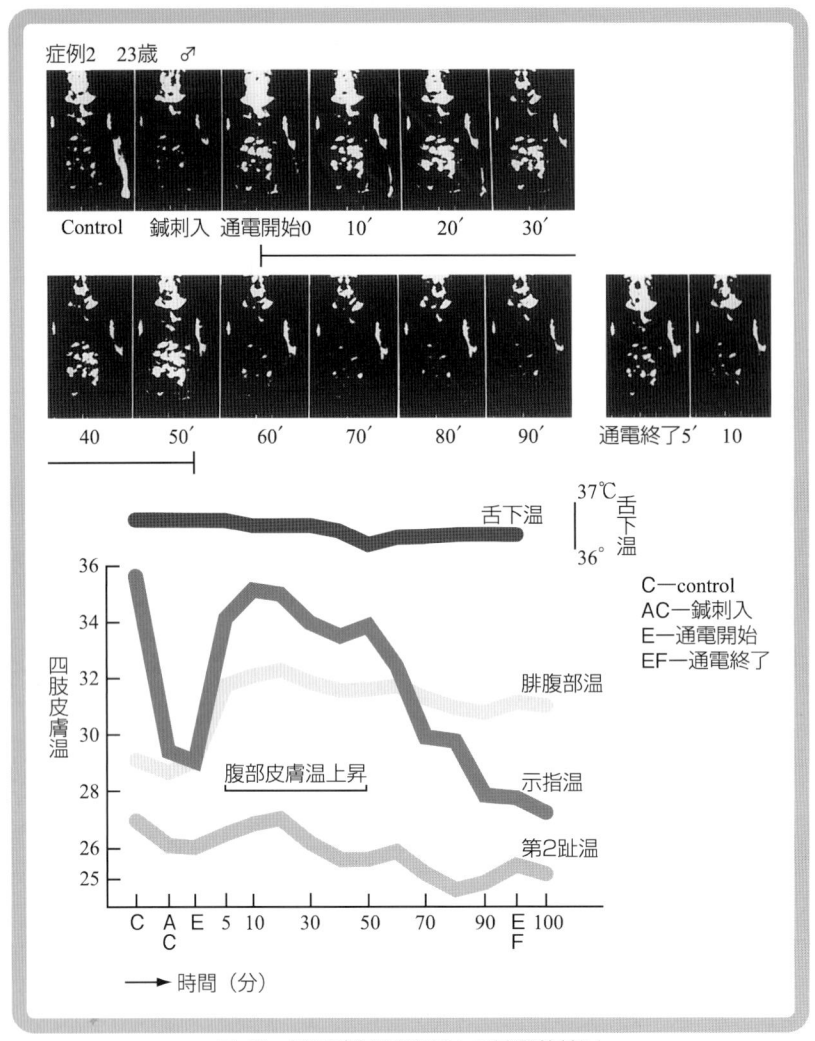

図45 低周波鍼通電療法の基礎的検討

体温調節機能に変化が起きるが，一定のところで引き返す，どこまでも一定の方向に向かう反応を起こすものではない．変動しやすさをつくり，生体がおかれている状況に応じた方向への変化をするものと考えられる．

る．通電途中であるのに50〜70分の時点で元に戻る反応が起きたのである．自律機能に変化を与える．しかし，特定の一方向への反応をつくるものではないことがわかった．臥位という体位が，反応の方向を決めているのである．しかし，その反応もどこまでも続くものではなく，一定のところで戻る，おそらく生理的な範囲のなかで変化しているものと考えられる．鍼による心拍数の減少も生理的範囲のなかでの変化である．

■考　察

1 Hz低周波鍼通電刺激は，筋には有効刺激として単収縮をつくるが，シナプスを越えないために自律神経反射をつくれないものと考える．

筋に単収縮をつくる低周波鍼通電療法は，副交感神経機能抑制，交感

神経機能亢進という反応の閾値下刺激として働くことにより，自律神経機能の変動しやすさをつくっているものと考えられる．その結果，臥位で行うと気管支喘息の発作を誘発し，坐位で行うと発作を止めることができるという，まったく反対の反応を同じ刺激が起こしている．

坐位と臥位の生体の状態の違いが，反応の方向性（生体の状態をどちらの方向へ向けようとしているのか）を決定しているものと考えられる．20年前には，喘息治療を呼吸のリズムを手がかりに副交感神経機能を中心に試みたが失敗した．気管支喘息については，体位の要素による交感神経機能が主体的に機能しているようである．

低周波鍼通電療法は，自律神経反射に対し閾値下刺激として作用し，その変動のしやすさをつくり，特定の方向性をもった反応をつくるものではないと考えられる．

3）自律神経機能を方向付ける治療のまとめ

a．副交感神経機能を高める（治効メカニズム-4）
・浅刺，呼気時，坐位の刺鍼法
　交感神経機能の高まりも連れてくる．
　補術としての基本と考える．
　副交感神経系を主体として機能を高めたいときに適応する．
　現代人にはほとんどの状態に用いることができ，有効である．
　生体の自律神経活動を高めることにより歪みを改善しようとするので，自律神経が関与する解けにくい歪みが対象となる．
　自然治癒力を高めていることと考えられている．

b．交感神経機能を高める（治効メカニズム-5）
・坐位時での低周波鍼通電療法
　長坐位で行う．
　合谷一孔最，1Hz，20分間行う．状態が重いほど時間をかける．特定の方向性のある反応をつくらないので，長時間行っても治療のし過ぎは起こらない．
　気管支喘息の喘息症状時などに適応する．片頭痛にも用いられる．
　交感神経系を主体として機能を高めたいときに適応する．

c．交感神経機能の過緊張を改善する（治効メカニズム-6）
・臥位時での低周波鍼通電療法
　現在，広く用いられている中国の針麻酔方式の臨床応用である．
　特徴は，生体の呼気時，吸気時ともに刺激されるので，生体内で反応が揺さぶられるような状態となる．多くは呼気時の時間が少し長いためか最終的には呼気時反応が残る．揺さぶり療法として，結果的に補術となる．
　揺さぶるというところから頑固な，慢性的な状態に適応する．運動器

の痛みや，自律神経症状に広く用いられている．

刺鍼の部位として，全身反応を期待するのは基本的には，合谷―孔最が優れている．しかし，それぞれの症状により種々のツボが用いられている．肘，膝から末梢部が効果的である．

全身反応を期待してのものなので1～数Hzで用いる．

上記a～cを道具として用いると，自律神経系を窓口とする治療は，理論的に組み立てられる．

副交感神経機能を抑制する刺鍼法はないが，理論的には構成できる．しかし，臨床的にはほとんど必要ないと考える．弊害のほうが大きい可能性が高いので，ここではあえて示さない．

▶2　基本的治療の体系

1) 基本的治療の手順とその解説

> **基本的治療の手順**
> ⅰ．浅刺・呼気時・坐位の刺鍼法（治効メカニズム-4）
> ⅱ．腹部刺鍼（治効メカニズム-1・2・3）
> ⅲ．背部刺鍼（治効メカニズム-1・2・3）
> ⅳ．治療に必要な反応を引き出しやすい場を作るための治療（治効メカニズム-2・3）
> ⅴ．症状に対する治療（治効メカニズム-1・2・3・4・5・6）
> ⅵ．浅刺・呼気時・坐位の刺鍼法（治効メカニズム-4）

a．浅刺・呼気時・坐位の刺鍼法（治効メカニズム-4）

この刺法は，以下の目的で行われる．

①自律神経機能を高めることにより歪みを改善させる．

②上記により改善できない歪みが残るので，これにより治療を必要としている部位を明らかにさせる．

③自律神経機能を高めることにより，続いて行われる治療に対する反応性をよくする．

b．腹部刺鍼（治効メカニズム-1・2・3）

この刺鍼は，以下の目的で行われる．

①腹壁の緊張を解く（治効メカニズム-1・2）

②全身の体液分布の調節（治効メカニズム-3）

③消化，吸収，排泄機能の調節（治効メカニズム-3）

　東洋医学の腹診は，仰臥位で膝を伸ばした状態で行うように，内臓診ではなく，腹壁（皮膚，皮下組織，筋）の緊張の異常と腹部を4指で圧したときの痛みを主として対象としている．

　腹壁の緊張の異常は，内臓体壁反射として胃腸等の調子が反映されたりして生じるものと考えられる．一方，便が硬かったり，下痢気味であったりするのを普段のこととして不調と感じていない人々が多くいる．これらの人々には腹証が多く観察される．しかし，治療により腹壁の緊張の異常が改善するとともに，かつてなく便通の調子がよい，ガスが溜まらなくなったなどの変化に気づくのが通例である．

　腹腔内臓は，消化，吸収，排泄を行う自律機能の基本的なところを担当している器官である．消化管は，精神的影響を受けやすいところでもあり，これらの部のわずかな不調の徴を知り，少しでも周りの状況を整えておくことは，ストレス社会といわれる今日，とくに大切な意味をもつものと考える．

　腹部を4指で圧したときの痛みは，門脈循環を主とした腹腔内循環の不調の徴ではないかと推測している．腹腔内循環は，皮膚循環とともに血液循環調節能の大きな部分である．しかし，皮膚循環は，体温調節の放熱器官であるので体液の循環調節のためには働けない．そこで血液循環によって体液量の全身的な分布調節に働けるのは腹腔内循環であろう．

　変形性頸椎症など，痛みを主訴とする疾患で気象条件の変化が痛みの程度に関わりが大きいとき，腹部を圧すると痛みを感じるという所見を多くみる．全身の体液分布の調節は種々の不調との関連が大きいと推測される．

c．背部刺鍼（治効メカニズム-1・2・3）

　この刺鍼は，以下の目的で行われる．
①背筋の過緊張を解く（治効メカニズム-1・2）
②胸腔内，腹腔内臓器に対し，これらを支配する交感神経ルートを介しての調節（治効メカニズム-3）

　肩甲間部の脊柱起立筋の過緊張は，現代人の多くに存在する．その結果であると考察されるが，胸椎の生理的後弯の消失，胸椎の運動制限，棘突起上の圧痛の出現などが同時に存在する．

　つくば鍼灸研究会のメンバーによる調査データで，鍼灸院を来院した327名のうち，姿勢の正常は27.8％しかみられず，平背と凹背を合わせると正常者よりも多くなっている．円背，凹円背は高齢になるとともに多くなる．

　脊柱棘突起上の圧痛は，脊髄神経の後枝の知覚過敏の状態を示していると考えられる．一方，同部位の脊髄神経前枝の状態についても胸骨上

---

key words

腹証
　腹証には，特定の名前が付いているものがある．腹満（腹部が膨満していることをいう），胸脇苦満，小腹不仁など，種々ある．

75

で調べると多くは圧痛がみられる．

　圧痛の出現は，第3,4,5胸神経に最も多くみられるが，これらの部位は胸腔内，腹腔内臓器を支配する交感神経との神経連絡の関わりの大きな所であり，胸神経の知覚過敏は，臓器支配の神経に何らかの影響を与えている可能性は大きいと考えられる．この現象は，多くの場合，患者には自覚されていない．しかし，胸腔内，腹腔内臓器疾患の予防という点で，本現象のもつ意味は大きい．また，脊柱の生理的弯曲の消失は，脊柱の過荷重を招き脊柱の退行性病変を進行させる要因となることが予想される．

　脊柱起立筋，脊柱，胸神経などのこのような現象がなぜ生じるかというと，脊柱起立筋の過緊張が，横になって緊張を解いてもよい状態になっても持続し解くことができずに生じるものと著者は考えている．またなぜ肩甲間部に現れるのかについては，頸，腰は日常生活のなかで適度な動きがあることによって緊張を緩める機会を与えられるが，肩甲間部は日常生活のなかでほとんど動きがなく，そのことがこのような状態をつくってしまうものと考えられる．

　背部刺鍼の中心は深層背筋（最長筋，多裂筋）への刺鍼である．

d．治療に必要な反応を引き出しやすい場をつくるための治療（治効メカニズム-2・3）

「治療に必要な反応を引き出しやすい場をつくるための治療」という難しい表現をしているが，b．c．で扱う所見は，ほとんどの現代人に存在し，腹部刺鍼，背部刺鍼となるが，d．で対象にするのは，必ずしも共通性が高くない種々の歪みを意味する．

　この刺鍼は，以下の目的で行われる．

　筋の緊張，冷えなどの歪みを改善させ，刺鍼に対する反応しやすい体の状態をつくる．多くは歪みに直接刺鍼する．

　腰痛患者が，入浴しても肝腎の腰部が温まらないという状態などに対する処置である．

e．症状に対する治療（治効メカニズム-1・2・3・4・5・6）

　症状を直接ねらいとする治療である．

　それぞれの症状により種々の刺鍼が行われる．具体的な例として，いわゆる腰痛症について示す．

【全身反応を用いて】

■浅刺・呼気時・坐位の刺鍼法（治効メカニズム-4）

　腰部の筋緊張の程度により呼吸回数を10〜20回の間で選ぶ．緊張の強いときに多めにする．体力の弱い人は少なめである．

　治効メカニズム：自律神経機能が高まることによりコントロールの範囲が広がり，解けにくい筋緊張を解くことができるようになる．反応は直後に期待できる．また，自然治癒力を高めるので効果が数日後

まで期待できる部分もある．

■臥位での低周波鍼通電療法（治効メカニズム-6）

治効メカニズム：全身反応としては，交感神経機能の抑制による筋の過緊張の緩和による効果が期待できる．合谷―孔最が最もよい．四肢末端部のほうが全身反応をよく起こす．

【局所反応を用いて】

■局所刺鍼

局所反応としては，刺鍼部位の筋緊張の緩和と血液循環の改善が期待できる．

腰部の筋緊張部に刺鍼する．

■局所低周波鍼通電療法

局所への刺鍼に，低周波鍼通電療法を用いると，解けにくい腰痛に効果的である．

治効メカニズム：
局所反応と低周波による揺さぶり効果が重なる．
局所の低周波療法は，時間要素が長いほうが揺さぶり効果が大きくなる．
置鍼よりも低周波のほうが刺激効果が上である．

【遠隔部反応を用いて】

■委中への刺鍼刺激

深く刺鍼し雀啄刺激をする．交感神経を遠心路とする反射で，メカニズム-3である．

まとめ：局所反応を用いるのが最も直接的であるが，全身的に交感神経機能を抑制して過緊張を和らげるほうがよい場合もある．そのときは，全身反応を用いる．また交感神経サイドからではなく，自律神経活動を高めて過緊張を改善させるというルートのほうがよい場合もある．そのときは，全身反応の浅刺・呼気時・坐位の刺鍼法を用いることになる．

全身反応，局所反応，遠隔部反応は，それぞれメカニズムが違うので，組み合わせて用いるほうが実際的であり，著者は，多くの場合，組み合わせて用いている．

f．浅刺・呼気時・坐位の刺鍼法（治効メカニズム-4）

種々の刺鍼により生体のなかの状態に乱れが生じるので自律神経機能を高め，自然治癒力をよい状態にして終了し，自然軽快のチャンスを大きくした状態を維持して治療を終わる．

3 ……治療の考え方

鍼灸治療が，本治法と標治法からなることは周知の通りである．治療対象とする症状に対して行う治療（標治法）と体全体の機能状態をよくしようとする治療（本治法）である．この2つを組み合わせて治療がある．

全身の機能状態の異常が大きいほど本治法の果たす役割が大きくなる．全身の機能状態の異常とともに体力の低下が強いほど高度な治療技術が必要となる．

1）標治法

標治法は，症状の改善を直接目的として行う治療である．

多くは症状のある局所に行われるが，東洋医学，西洋医学の人体に関する仕組みを活用して離れたところから行うこともある．

治効メカニズム-4は補術としての本治法である．しかし，症状に対する標治法としても効果の大きい道具として用いられる．

2）本治法

本治法は，体全体の機能状態を整え，よい状態にすることを目的とした治療と考えるとよい．

本治法の目的は，体の機能状態を整えよい状態を作ることである．

その目的こそが大切なことであり，実際の行い方はいろいろあってよいと考える．

a．本治法の具体的な意味

本治法の目的を機能別に考えると以下のようなことであろう．

　ア　栄養の吸収
　イ　代謝産物の排出：機能を整えることは，消化器系，呼吸器系，泌尿器系の機能を整えることである．
　ウ　良好な体液循環
　エ　活動と休息のリズム：全身の組織，器官の活動の異常を整えることである．

これらのことを生体内で上手に行わせることが重要である．

ア，イは，兪穴，募穴，経絡を用いて，主として胸腹部，背腰部の施術を意味し，ウ，エは，全身の筋，皮膚，血管などの緊張の異常を診査し改善させることである．

　オ　体の機能状態の調整

これらのことを行うことによって，体の機能状態の調整が自ずから行われるのが本来である．しかし，生体の調節機能が低下しているときには十分に行えない場面が多くある．そこで，オに対する施術が必要になる．オを独立して行う道具として治効メカニズム-4がある．
　本治法としての補の術がこれに相当する．

3）治療法の構成

```
治療は， 1  標治法
        2  本治法-1  （ア，イ，ウ，エの異常を解く）
        3  本治法-2  （オ：体の機能の調整）
           ：治効メカニズム-4
により構成される．
```

▷ 4　治療への3つの取り組み

　(1) 自然治癒力への対応：自然治癒力を高める刺法は，全身反応としての副交感神経機能を高める刺法である．
　(2) 症状への対応：局所反応，遠隔部への反応，全身反応を組み合わせて行う（p.76 e.「症状に対する治療」を参照）．
　(3) 未病への対応：未病の徴については，基本的治療の解説ですでに述べた．

▷ 5　治療の順序性について

　浅刺・呼気時・坐位の刺鍼法は，副交感神経機能を主体的に高め，交感神経機能の高まりを導き，自律神経機能の高い状態をつくる．そしてこの反応は，即時反応（2～数分後），全身反応である．
　図46は，外関にあらかじめ浅刺・呼気時・坐位の刺鍼をしておき，背部に1mWレーザー治療を行ったものである．1mWレーザーは，通常，多くは局所反応を起こしにくい．しかし，あらかじめ浅刺・呼気時・坐位の刺鍼を行っておくと，図のように局所反応を起こす．
　末梢循環を指標として，浅刺・呼気時・坐位の刺鍼法が，全身的に調節力を高めていることを明らかにするとともに，刺激による局所反応を

4 鍼灸治療法の体系化

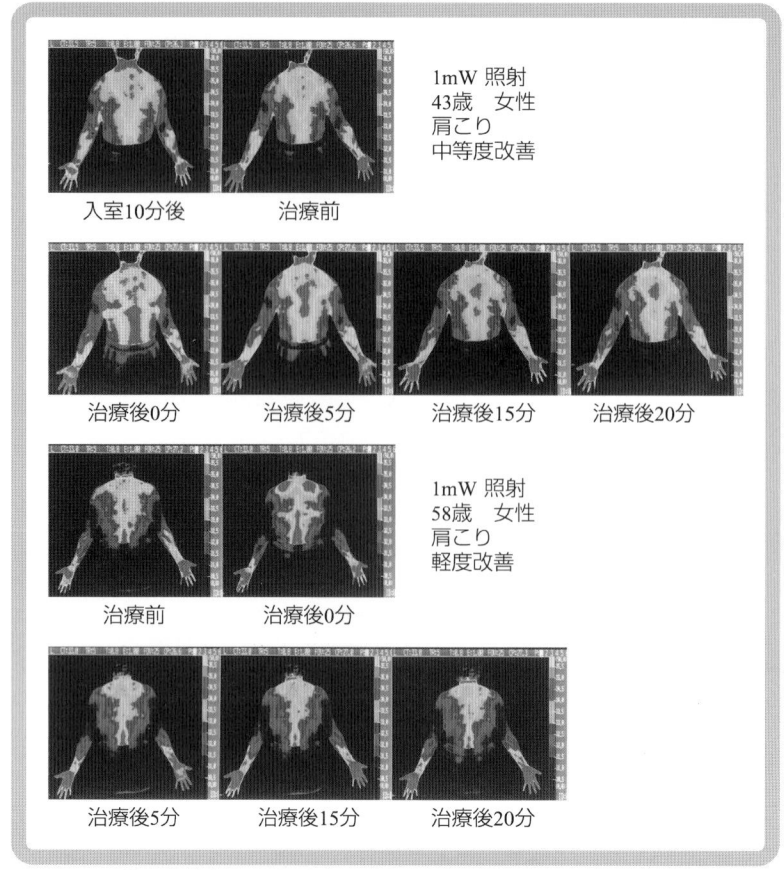

図46 外関に浅刺・呼気時・坐位の刺鍼をして肩こり患者の肩局所に1mWレーザー治療を行った症例

1mWレーザー治療では，通常，局所反応を起こしにくいが，外関への刺激をあらかじめ行っておくことで局所反応が起きやすくなっていることを観察できる．

得にくい弱い刺激を用いて，浅刺・呼気時・坐位の刺鍼法により全身反応として生体の調節力を高めることにより局所反応性がよくなっているかを確認した．

図27-1, 2, 3（p. 34, 35）で示したとおり，さらに実験的に全身反応と局所反応との刺激の順序を変えることで反応がどのように変わるかを確かめ，効果的な治療の組み合わせを検討した．その結果，

・浅刺・呼気時・坐位の刺鍼法は，物理的刺激への生体の反応性を高めている．
・浅刺・呼気時・坐位の刺鍼法を治療の前後に行うことで，効果的な治療を行える可能性が高い．

以上の2点が明らかになった．

反応性を高くするということは，薬についての反応性も高めていることが予測できる．鍼治療による薬用量の減少研究の手がかりである．

5 臨床研究の実際

▷ **1** ……………………………いわゆる腰痛症の鍼治療方法と効果

痛みを主訴とする運動器の疾患に対する鍼治療効果の特色は，治療直後効果が明瞭であることである．本項ではその点に着目し，直後効果の評価により鍼治療の効果を客観的に明らかにしようとする．

2番目には鍼治療として，生体の調節力を高めるという治療，全身的な交感神経機能の過緊張を緩めるという治療，局所反応を期待する治療の3つの治療を行い，各症例にそれらの治療がどのように作用するかを体幹運動動作をスケールとして各治療ごとの効果を評価し，作用メカニズムを明らかにしようとする(**表2**)．そして，それぞれの症例に対する各治療の効果を明らかにすることにより，より効果的な治療の組み立てを可能にしようとするものである．また，腰痛症に対する鍼治療の遠隔部治療による効果，局所治療による効果も明らかにすることができる．

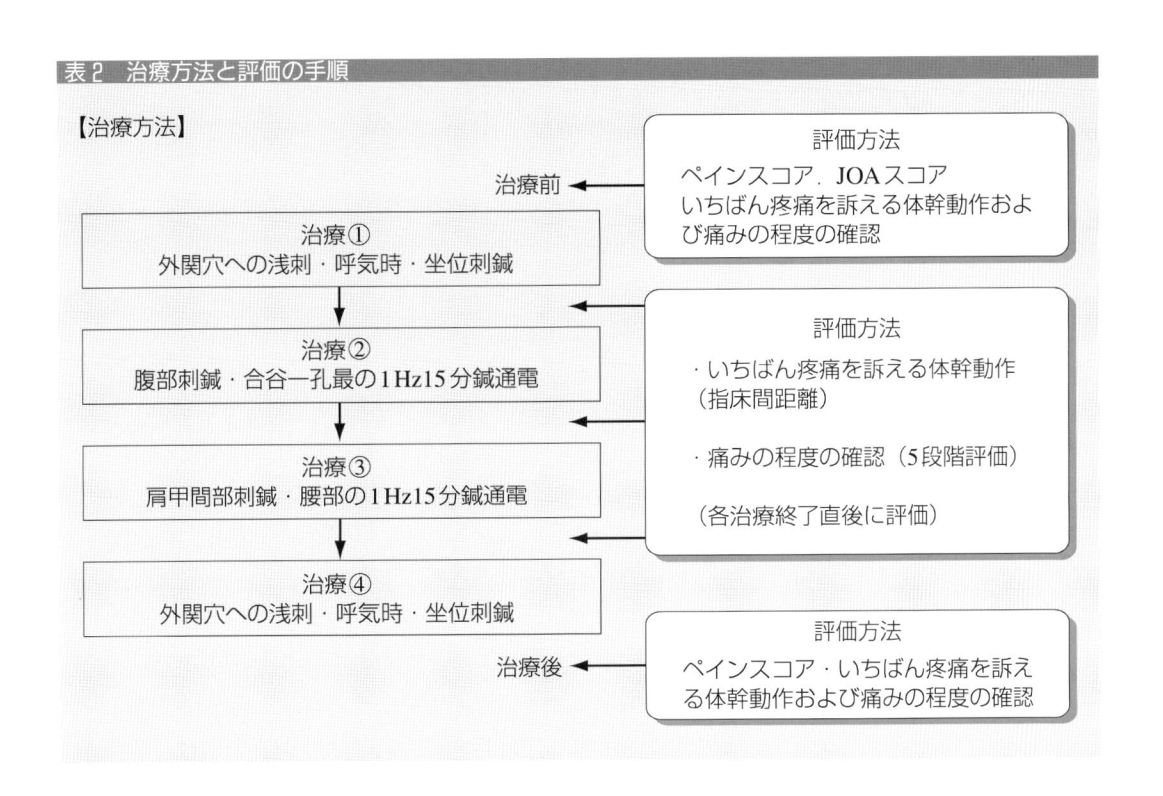

表2 治療方法と評価の手順

【治療方法】

治療前
- 評価方法: ペインスコア，JOAスコア いちばん疼痛を訴える体幹動作および痛みの程度の確認

治療①　外関穴への浅刺・呼気時・坐位刺鍼

治療②　腹部刺鍼・合谷—孔最の1Hz15分鍼通電

治療③　肩甲間部刺鍼・腰部の1Hz15分鍼通電

- 評価方法:
  ・いちばん疼痛を訴える体幹動作（指床間距離）
  ・痛みの程度の確認（5段階評価）
  （各治療終了直後に評価）

治療④　外関穴への浅刺・呼気時・坐位刺鍼

治療後
- 評価方法: ペインスコア・いちばん疼痛を訴える体幹動作および痛みの程度の確認

1）研究方法

【鍼治療期間】 1996年11月～1997年11月

【鍼治療研究対象症例】 筑波技術短期大学附属診療所を月，火，木曜日に受診した，腰痛を主訴とし下肢症状を伴わない症例で，研究対象とすることができた初診患者すべてを対象とした．対象症例は，合計35名（24～75歳，平均44.6±12.2歳，男性25名・女性10名）である**(表3)**．

一定期間に来院し，研究対象とできたすべての症例を対象とすることで研究対象患者決定の無作為化を図った．

【鍼治療法】

鍼の生体作用（六つの治効メカニズム）

1 刺鍼による生体組織損傷による生体防御機転
2 筋への刺鍼により，筋の過緊張を緩和し，血液循環をよくする刺鍼局所作用
3 筋刺激による交感神経を遠心路とする反射機転
4 皮膚・皮下組織刺激による副交感神経機能を主体的に高め，全身反応として生体の歪みを解く力を高める機転
5 坐位時の低周波鍼通電療法による全身的交感神経機能亢進作用
6 臥位時の低周波鍼通電療法による全身的交感神経機能の緊張を解く作用

腰痛症に対する鍼治療は，上記のメカニズムのうち，2，3，4，6の刺鍼法を順に行い，各刺鍼法が終わるごとに評価し，それぞれの効果を明らかにする．

【腰痛に対する鍼治療法】

鍼治療法は，下記のように統一して行った．

① 手関節部への浅刺・呼気時・坐位刺鍼（10呼吸回分）：メカニズム-4
② 腹部刺鍼：メカニズム-1，2，3
　　合谷－孔最の1Hz 15分，低周波鍼通電：メカニズム-6
③ 肩甲間部刺鍼：メカニズム1，2，3
　　腰部刺鍼（置鍼または低周波鍼通電1Hzを15分行う）：メカニズム-1，2，3，6
④ 浅刺・呼気時・坐位刺鍼（20呼吸回分）：メカニズム-4

①→②→③→④の順で治療を行い，それを1回治療として，ここでは3回の治療を行った．

最初に，イス坐位で①浅刺・呼気時・坐位刺鍼（10呼吸回分）を行うのは，全身反応として生体の歪みを解く力を高める機転を用いて腰痛の改善を図るとともに，歪みを解く力を高めることで続いて行われ

---

key words

無作為化
比較対照群をおいた研究において，実験群と対照群に被験者を振り分けるときに何らの意図も入らないようにすること．

る治療をより効果的にするためである．
　次に，仰臥位にし②の腹部刺鍼を行う．これは消化吸収，排泄機能の調節と腹腔内循環の改善により全身的な体液分布の調節を目的としており，腰痛に対する直接的な効果を期待するものではなく全身状態を良くするための治療である（鍼治療の特徴的な部分である）．
　合谷－孔最の1 Hz 15分低周波鍼通電は，全身的な交感神経機能の過緊張を解く作用により腰痛を改善しようとするものである．全身的な自律神経機能を整える効果も期待できる．
　その次に，腹臥位にし③の肩甲間部刺鍼を行う．これは，メカニズム-1，2，3により肩甲間部の脊柱起立筋の過緊張を改善し，胸腔内，腹腔内臓器を支配する交感神経を介して内臓諸器官に刺激を与え機能に変化を起こそうとするものである．起きた変化を好ましい状態に調整するのは，④で行うメカニズム-4により行う．これも全身状態を対象としている．
　腰部刺鍼（置鍼もしくは低周波鍼通電）は，腰痛に対しての局所反応を期待しての治療である．置鍼は，主としてメカニズム-2により腰部の血液循環をよくし，筋の過緊張を改善しようとするものである．低周波鍼通電を用いるときは，低周波刺激による反応と生体リズムによる反応との同調，反同調による揺さぶり効果が期待できるので強い反応が期待できる．慢性的な頑固な状態に対しては臨床的に効果的である．しかし，体力が弱い症例の場合には用いないほうがよいことがある．
　最後に坐位で，④の浅刺・呼気時・坐位刺鍼を行う．メカニズム-4により，全身反応として生体の調節力を高める機転により腰痛に対する仕上げをするとともに，全身状態をよくし自然治癒機能を高めて終わる．
　治療は，坐位→仰臥位→腹臥位→坐位の順序で行われ，それぞれ下記のように行っている．
　坐　位：全身反応による腰痛治療
　　　　　全身状態の改善治療
　仰臥位：全身反応による腰痛治療
　　　　　全身状態の改善治療
　腹臥位：局所反応による腰痛治療
　　　　　全身状態の改善治療
　坐　位：全身反応による腰痛治療
　　　　　全身状態の改善治療
　なお，鍼治療者は特定せず各曜日の担当者が当たった．
　【鍼治療効果の評価方法】
　■ペインスケール（初診時の痛みを10として，その後の痛みの状態

5 臨床研究の実際

表 3-1 研究対象者一覧表(1)

症例No.	性別	年齢	職業	症状	診断名	腰痛の既往	腰痛の罹病期間	来院までの経過
1	男	39	公務員	腰痛	腰痛症	有	2	軽快傾向
2	男	60	僧侶	腰痛	変形症	有	4	軽快傾向
3	男	47	歯科医	腰臀部痛	変形症	有	182	不変
4	男	40	会社員	腰痛	腰痛症	無	365	不変
5	女	61	主婦	腰痛	椎間板ヘルニア	有	365	軽快傾向
6	男	34	会社員	腰臀部痛	椎間板ヘルニア	有	365	不変
7	女	38	パート	腰痛	腰痛症	無	2	不変
8	男	37	会社員	腰痛	椎間板ヘルニア	有	7	不変
9	男	24	公務員	腰痛	ぎっくり症	無	3	不変
10	男	31	会社員	腰痛	椎間板ヘルニア	有	7	軽快傾向
11	男	32	会社員	腰痛	分離症	有	30	軽快傾向
12	男	47	自営業	腰痛	変形性	有	30	不変
13	男	46	公務員	腰痛	腰痛症	有	14	軽快傾向
14	男	75	無職	腰痛	変形性	有	5	軽快傾向
15	男	48	会社員	腰臀部痛	腰痛症	有	10	軽快傾向
16	男	34	大学教員	腰痛	腰痛症	無	2	不変
17	男	49	会社員	腰痛	腰痛症	有	2	不変
18	男	75	会社員	腰臀部痛	分離症	有	730	不変
19	男	46	修理工	腰痛	腰痛症	有	3	軽快傾向
20	女	43	看護師	腰痛	腰痛症	無	30	軽快傾向
21	女	61	無職	腰痛	腰痛症	有	365	不変
22	男	46	会社員	腰臀部痛	分離症	有	365	不変
23	男	37	自営業	腰痛	腰痛症	有	3	軽快傾向
24	女	45	公務員	腰臀部痛	腰痛症	無	1	増悪傾向
25	男	68	無職	腰痛	腰痛症	無	7	軽快傾向
26	女	46	主婦	腰臀部痛	椎間板ヘルニア	有	3	増悪傾向
27	女	36	主婦	腰痛	腰痛症	有	3	軽快傾向
28	男	32	調理師	腰痛	腰痛症	有	10	増悪傾向
29	男	46	整備士	腰臀部痛	腰痛症	有	4	不変
30	男	30	会社員	腰痛	腰痛症	有	1	不変
31	女	41	会社員	腰痛	腰痛症	有	2	不変
32	男	35	会社員	腰痛	腰痛症	無	3	増悪傾向
33	男	45	建設業	腰痛	腰痛症	有	36	不変
34	女	37	非常勤講師	腰痛	変形性	有	7	不変
35	女	51	パート	腰痛	分離症	有	90	軽快傾向

*痛みの程度(1.著しい 2.はっきりしている 3.少しある 4.ごくわずかある 5.なし)

表 3-2 研究対象者一覧表(2)

発症までの様式	痛みの程度*	併用治療	腰痛以外の治療	鍼治療期間	鍼治療・回数
急激	2	なし	なし	7	3
急激	2	なし	狭心症・糖尿病・高血圧	14	4
徐々	2	なし	なし	7	2
徐々	2	なし	胃潰瘍	14	4
徐々	2	なし	高脂血症	15	4
徐々	2	なし	なし	中断	1
急激	2	なし	なし	6	3
徐々	2	なし	なし	10	4
急激	2	なし	なし	4	2
徐々	2	鎮痛剤・筋弛緩剤	なし	46	14
徐々	1	鎮痛剤・冷湿布	胃潰瘍	28	9
徐々	2	なし	なし	3	2
急激	2	なし	なし	3	2
急激	2	鎮痛剤	不整脈	4	2
急激	2	鎮痛剤	なし	中断	2
急激	1	なし	喘息・鼻炎	7	3
急激	1	なし	なし	中断	1
徐々	2	なし	胃潰瘍	1	1
急激	1	なし	なし	14	2
急激	3	なし	なし	13	3
徐々	2	なし	なし	1	1
徐々	2	なし	痔	14	4
急激	2	なし	高血圧	12	3
急激	1	なし	なし	2	2
急激	2	なし	高血圧	1	1
急激	1	市販湿布薬	なし	7	3
急激	2	なし	なし	1	1
急激	2	なし	喘息	1	1
急激	1	市販湿布薬	なし	14	3
急激	1	なし	なし	6	2
徐々	2	なし	バセドウ病	1	1
急激	1	鎮痛剤	なし	7	3
急激	1	鎮痛剤・湿布薬	なし	1	1
急激	2	なし	ストレス性のめまい(内服)	1	1
急激	2	鎮痛剤・筋弛緩剤	なし	10	3

を患者に数字で評価してもらう）による評価．1回の治療前後に行う．

■**日本整形外科学会腰痛治療成績評価基準**（JOAスコア）

今回の研究はいわゆる腰痛症を対象にしているので，腰部神経根障害を示す項目を除外し，評価に用いた．

自覚症状（6点満点），日常生活動作（14点満点）の総合計20点満点で評価する．毎回，治療前の状態を評価する．

■**脊柱，腰部の可動性と動作時痛の評価**

各患者がいちばん疼痛を自覚する体幹動作をそれぞれに定め，脊柱可動域測定をその動作時の疼痛評価（5段階）とともに行う．

脊柱可動域動作は下記のようであった．

・立位体前屈時の指床間距離　15例
・立位体後屈時の指床間距離　5例
・立位体側屈時の指床間距離　9例
・立位体後斜屈時の指床間距離　3例　（中断を除く32例）

動作時痛の評価（痛みの程度）は下記のようにした．

5　激しい痛みのため動作できない
4　強く痛むが何とか動作できる
3　少し痛いが動作できる
2　ごくわずか痛むが苦にならず動作できる
1　痛くなく楽に動作できる

この評価は，治療前と【腰痛に対する鍼治療法】（p.82）の①〜④の各治療終了ごとに行った．

評価者は，鍼治療者とは別にし，すべて澤田（本研究担当者）が担当した．

2）研究結果

a．鍼治療対象患者のプロフィール

対象症例：35名（男性25名・女性10名）
年齢：24〜75歳，平均44.6±12.2歳
　　　20代1例，30代13例，40代14例，50代1例，60代4例，70代2例
症状：腰痛27例，腰臀部痛8例
腰痛の既往：あり27例，なし8例
腰痛罹病期間：1週間以内…20例，2週間以内…3例，
　　　　　　　1月以内…3例，1〜2年…9例
腰痛初診までの経過：軽快傾向…14例，不変…17例，増悪傾向…4例
腰痛発症のようす：急激に発症…23例，徐々に発症…12例
初診時の痛みの程度：
　　　　　激しい痛み（1）…10例，はっきりした痛み（2）…24例，

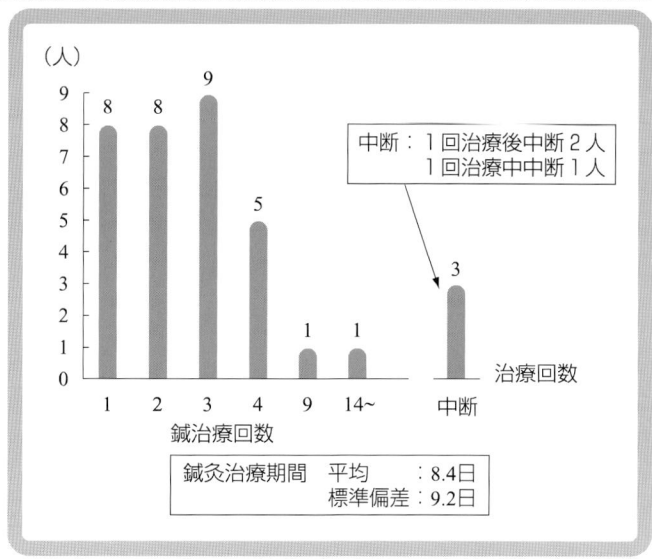

図47 全症例の治療回数と効果

　　　　　　　　　　少し痛い（3）…1例
　　　併用治療：なし…26例，鎮痛剤…7例，市販湿布薬…2例

b．鍼治療効果

【総合鍼治療成績】

図47・表4に示すように，

1回の治療で軽快終了したケース…8例

2回の治療で軽快終了…8例

3回の治療で軽快終了…9例

4回の治療で軽快終了…5例

9回の治療で軽快終了…1例

14回継続中…1例

1回の治療で中断…3例

という治療成績である．研究計画による治療は3回であるが，3回で終了していないケースは当然継続治療するので4回以降の治療が存在しているが，35例中30例が4回以内の治療で軽快終了している．9回終了を含めると31例が軽快終了している．

【鍼治療による腰痛改善の仕方】

鍼治療の経過を観察すると3つのケースに分けられるようである．

パターン1は，直後効果が明瞭でしかも1回目の治療により大半が軽快してしまい，累積効果もよいケースである．20例がこのようにして軽快している．

パターン2は，直後効果は小さいが，次回来院時には軽快しているというケースである．

パターン3は，直後効果は見られるが次回来院時にまた元に近い状

表4　治療直後の可動域の変化

可動域がよくなった症例数

			①治療後	②治療後	③治療後	④治療後
パターン1 (n=20)		前　屈(7)	5	4	4	4
		側　屈(7)	5	3	4	5
		後　屈(4)	2	1	1	1
		後斜屈(2)	1	2		
		計	13	10	9	10
パターン2 (n=5)		前　屈(5)	5			1
		側　屈(0)				
		後　屈(0)				
		後斜屈(0)				
		計	5	0	0	1
パターン3 (n=7)		前　屈(3)	2		2	1
		側　屈(2)	2	1	1	2
		後　屈(1)				
		後斜屈(1)	1		1	
		計	5	1	4	3
合　計			23	11	13	14

可動域が悪くなった症例数

			①治療後	②治療後	③治療後	④治療後
パターン1 (n=20)		前　屈(7)		1		
		側　屈(7)				
		後　屈(4)		1	1	
		後斜屈(2)				
		計	0	2	1	0
パターン2 (n=5)		前　屈(5)		3	2	1
		側　屈(0)				
		後　屈(0)				
		後斜屈(0)				
		計	0	3	2	1
パターン3 (n=7)		前　屈(3)	1		1	
		側　屈(2)				
		後　屈(1)				
		後斜屈(1)				
		計	1	0	1	0
合　計			1	5	4	1

態に戻っているというケースである.

・パターン1の特徴：
　腰痛発症の緩急（突然に9，徐々に4），突然の傾向にある.
　腰痛の既往がない傾向にある（10年以内になし9，10年以内にあり4）.

罹病期間が短い傾向にある（1週間以内8，1月以内2，1～2年2）．
　　脊柱の傷害診断名が少ない（なし9，椎間板ヘルニア1，分離1，
　　　変形性腰椎症2）．
・パターン2の特徴：
　　腰痛発症が突然である（4/4）．
　　腰痛の既往がない傾向にある（10年以内になし）．
　　罹病期間が短い（2，3，5，14日，平均6日）．
　　脊柱の傷害診断名が少ない（辷り症1，変形性腰椎症1）．
　　全例，体前屈障害である．
・パターン3の特徴：
　　腰痛発症が徐々に起きている（7/7）．
　　腰痛の既往がある傾向にある（1，2，5，6年前）．
　　罹病期間が長い（1年以上が3例）．
　　脊柱の傷害診断名が多い（椎間板ヘルニア3，分離2，変形性腰椎
　　　症1）．
・腰痛が早期に軽快しやすい条件は：
　　腰痛発症が突然である．
　　腰痛の既往がない傾向にある．
　　罹病期間が短い．
　　脊柱の傷害診断名が少ない．
・腰痛が早期に軽快しにくくなる条件は：
　　腰痛発症が徐々である．
　　数年以内に腰痛の既往がある．
　　罹病期間が長い．
　　脊柱の傷害診断名がある．

【腰痛改善パターンと病態】

	前屈	側屈	後屈	後斜屈
パターン1	7	7	4	2
パターン2	5			
パターン3	3	2	1	1

　前屈と側屈は伸展側痛である．後屈と後斜屈は屈曲側痛である．とくに違いはないと判断される．パターン1,2を改善しやすい症例，パターン3は改善にやや時間がかかる症例とすると，伸展側痛と屈曲側痛の間に差はないと考えられる．

【鍼の治効メカニズム別腰痛改善の仕方】

　各治療法終了ごとに行った体幹動作による評価から各治療法の効果を判定可能なものについて検討すると下記のようである．

・各治療法がよく効いているケース────────
　　症例16…パターン1，体前屈　　症例19…パターン1，体前屈

5　臨床研究の実際

　　　症例 21…パターン1，体前屈　　　症例 25…パターン1，体側屈
　　　症例 26…パターン1，体側屈　　　症例 27…パターン1，体後屈
・局所の置鍼治療が効いているケース
　　　症例 13…パターン2，体前屈　　　症例 18　パターン1，体前屈
　　　症例 23…パターン1，体後屈
・浅刺・呼気時・坐位の刺鍼法が効いているケース
　　　症例 3…パターン1，体後側屈　　症例 7…パターン2，体前屈
　　　症例 11…パターン3，体側屈　　　症例 13…パターン2，体前屈
　　　症例 18…パターン1，体前屈　　　症例 20…パターン1，体側屈
　　　症例 22…パターン3，体側屈　　　症例 23…パターン1，体後屈
・④の浅刺・呼気時・坐位の刺鍼法が効いているケース
　　　症例 8…パターン3，体後屈　　　症例 9…パターン2，体前屈
　　　症例 12…パターン1，体後側屈
・局所のパルスが効いているケース
　　　症例 24…パターン1，体後屈
・合谷－孔最が効いているケース
　　　症例 1…パターン1，体後側屈　　症例 5…パターン3，体後側屈
　　　症例 11…パターン3，体側屈　　　症例 20…パターン1，体側屈
・合谷－孔最が効いていないケース
　　　症例 13…パターン2，体前屈　　　症例 18…パターン1，体前屈
　　　症例 23…パターン1，体後屈
・局所の置鍼治療が効いていないケース
　　　症例 1…パターン1，体後側屈　　症例 14…パターン2，体前屈
　　　症例 16…パターン1，体前屈　　　症例 20…パターン1，体側屈
・局所のパルスが効いていないケース
　　　症例 7…パターン2，体前屈　　　症例 22…パターン3，体側屈
・浅刺・呼気時・坐位の刺鍼法が効いていないケース：
　　　症例 9…パターン2，体前屈　　　症例 14…パターン2，体前屈
　　　症例 24…パターン1，体後屈
・合谷－孔最がマイナスしているケース
　　　症例 13…パターン2，体前屈
・局所の置鍼治療がマイナスしているケース
　　　症例 1…パターン1，体後側屈　　症例 4…パターン3，体前屈
　　　症例 9…パターン2，体前屈
・浅刺・呼気時・坐位の刺鍼法がマイナスしているケース
　　　症例 4…パターン3，体前屈
・治療の1回目－3回目と反応性が変化してくるケース
　　　症例 1…パターン1，体後側屈　　症例 2…パターン3，体前屈
　　　症例 3…パターン1，体後側屈　　症例 5…パターン3，体後側屈

症例 7…パターン2，体前屈　　症例12…パターン1，体後側屈
症例13…パターン2，体前屈　　症例14…パターン2，体前屈
症例16…パターン1，体前屈　　症例22…パターン3，体側屈
症例23…パターン1，体後屈

　治療を浅刺・呼気時・坐位の刺鍼法による全身反応として生体の調節力を高めるもの，合谷─孔最による全身反応として交感神経機能の過緊張を緩めようとするもの，局所治療と行ったが，症例によってマイナスしている，効いていない，と判断されるものがあることが明らかになった．

　パターン2の4症例は，
　症例7は，パルスが効いていないケース
　症例9は，局所治療がマイナスしているケース
　　　　　合谷─孔最が効いていないケース
　　　　　　浅刺・呼気時・坐位の刺鍼法が効いていないケース
　症例13は，合谷─孔最がマイナスしているケース
　症例14は，局所治療が効いていないケース
　　　　　　浅刺・呼気時・坐位の刺鍼法が効いていないケース：
のように治療がマイナスしていたり，効いていないと判定されている．

　パターン2は，直後効果が小さかったが，治療がマイナスしているという部分が関わっていて，本来，パターン1に属するものであったかも知れない．

【全身反応による効果と局所反応による効果】

　①〜④の各治療が効いているのが，6例，
　③の局所治療が効いているのが，10例，
　①の浅刺・呼気時・坐位の刺鍼法が効いているのが，14例，
　②の合谷─孔最の全身反応が効いているのが，11例，
　④の浅刺・呼気時・坐位の刺鍼法が効いているのが，9例，

【治療がマイナスする】

　局所治療がマイナスしている：3例，効いていない：6例，
　合谷─孔最がマイナスしている：1例，効いていない：5例，
　浅刺・呼気時・坐位の刺鍼がマイナスしている，1例
　パルスを使う治療は効果的であるが，問題もあることが示されている．

【痛みの程度と治療効果】

　初診時に激しい痛みを訴えた症例が10例あったが，以下に示したとおりの成績であり，痛みの程度と治療効果にはとくに特定の関係はないと判断される．

	激しい痛み	はっきりした痛み
1回の治療で終了	1例	7例
2回の治療で終了	3例	5例
3回の治療で終了	4例	4例
4回の治療で終了		5例
9回の治療で終了	1例	
14回の治療で継続中		1例
中断	1例	2例

3）考　察

a．鍼治療効果について

　従来の腰痛症に関する鍼治療成績は，有効…％などとして，もうひとつ明確でなかった．この研究で，著者らは治療の直後効果を評価するという方式で研究し，35例に試みたところ，32例については，軽快改善し，30例については4回以内の治療で軽快改善した（30/35＝約85％は，平均2.8回の治療で軽快改善した）．この改善に要した平均日数は，8.4±標準偏差9.2日であった．パターン1に示したように，腰痛改善の仕方は第1回目の治療で痛みの半分以上は直後に改善し，2回目，3回目の治療により軽快している．このことが，日本人の3人に1人は，腰痛のときに治療費を自費負担しても鍼灸治療を受けている体験的実感を示しているものと考える．

　この研究では，特定の対象を選んだ集団ではなく来院した腰痛症に対して行ったものである．また，7例は，腰痛の既往なしの対象であり，とくに鍼治療の適応性が高い集団とは考えにくい．したがって，この成績は，平均的な集団に対してのものと考えていいと判断する．

b．直後効果による鍼治療の腰痛改善効果の評価（図48，49，50）

　腰痛改善パターン1は，40分間前後の治療直後であるから，自然軽快は否定していいだろう．プラセボ効果を否定することはできないかもしれないが，各治療ごとによる効果がそれぞれ異なり，特色を示していることは，どのような生体作用メカニズムに反応して腰痛が改善しているかを示すものであり，プラセボ効果を否定できることを示しているものでもある．生体作用メカニズム別の治療効果を評価する直後効果評価による方法と，1つのスケールで状態の変化を克明に観察していく方法が，鍼の腰痛症に対する治療法としての意義を明らかにする有力な方法であることを示している．

c．痛みの程度と腰痛改善

　この結果から，痛みの程度と腰痛改善のしやすさにはとくに関係のな

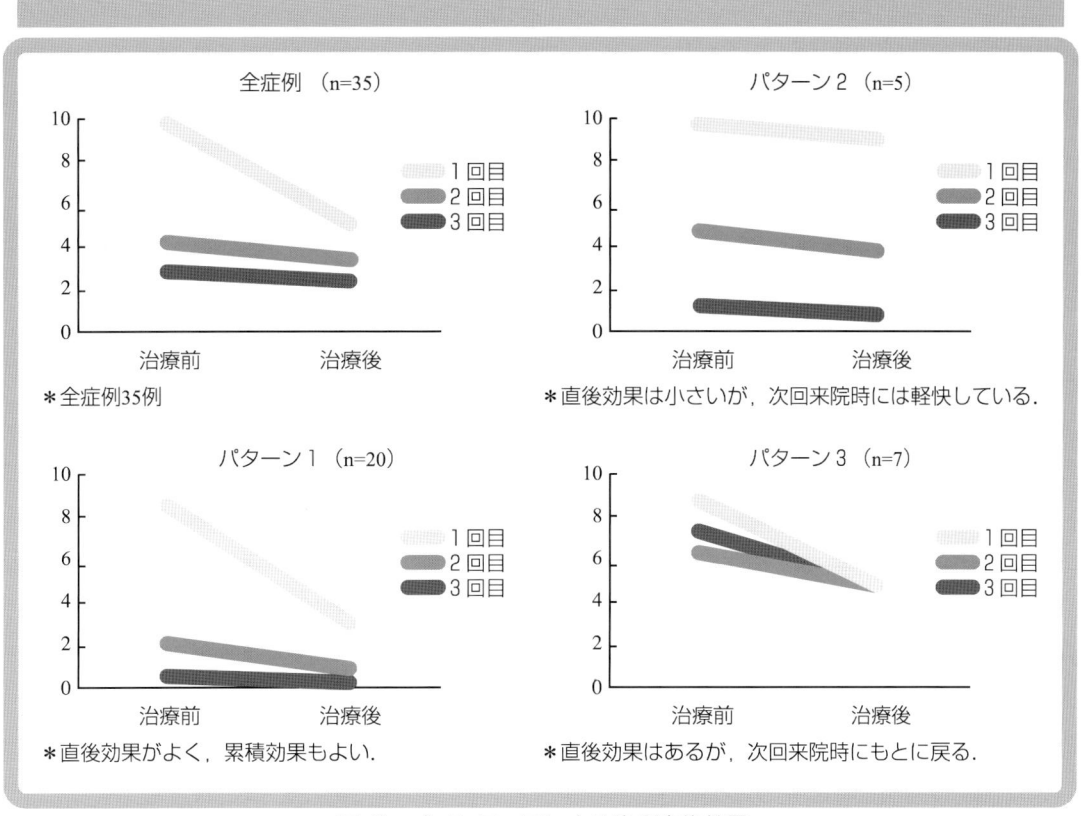

図48 ペインスコアによる治療直後効果

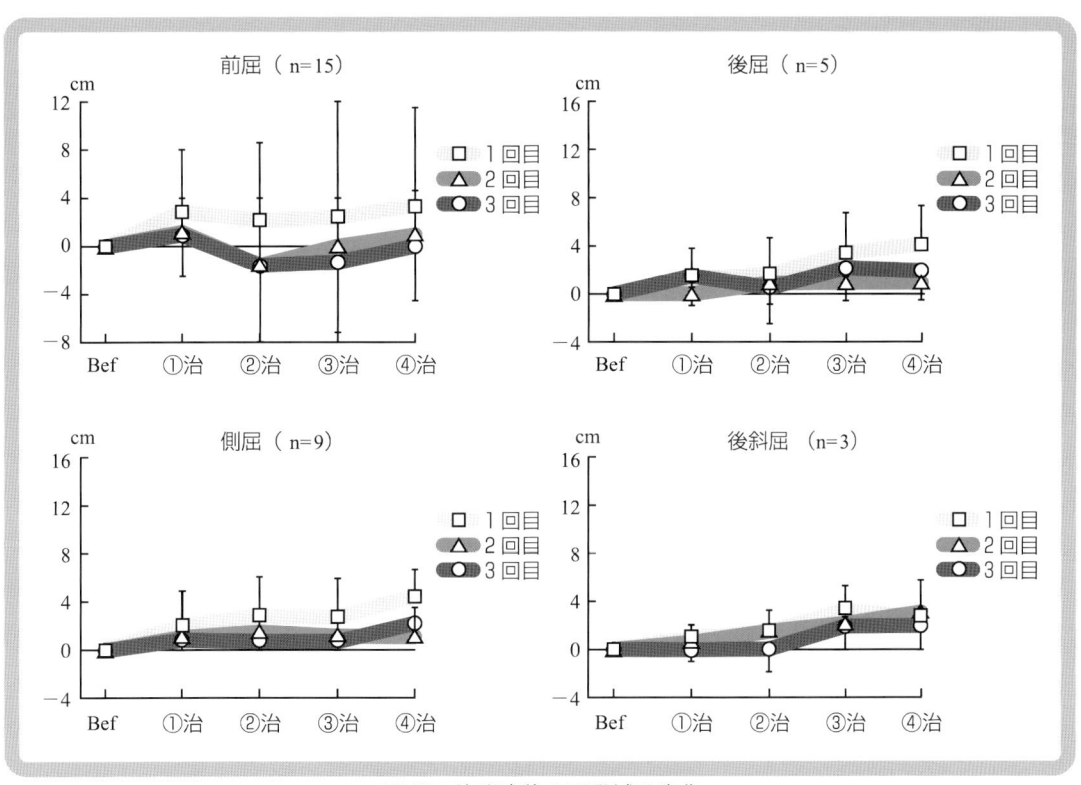

*全症例35例
*直後効果は小さいが，次回来院時には軽快している．
*直後効果がよく，累積効果もよい．
*直後効果はあるが，次回来院時にもとに戻る．

図49 治療直後の可動域の変化

5 臨床研究の実際

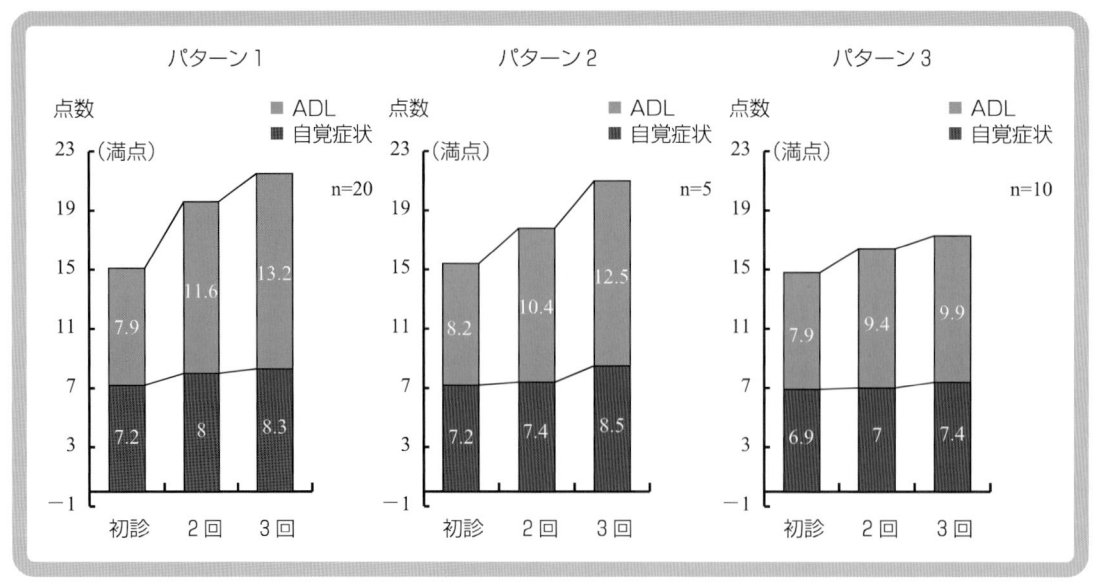

図50 パターン別JOAスコアの変化

いことが示された．

d．治療がマイナスしている，治療の姿勢の問題

治療がマイナスしているケースがパルスを用いた局所治療，合谷一孔最の治療で確認された．治療そのものがマイナスなのか治療時の姿勢が問題であったのか，この点について判然としない．しかし，パターン2の改善の仕方を観察すると治療中の緊張が一過性の腰部筋の緊張を招いていた可能性もおおいにあることが示唆されている．治療中の姿勢保持が治療に大きな問題であることが示唆されたと考えられる．

しないほうがよい治療がある．治療中の患者の姿勢の保持が大きな問題である．これらの点は今後検討がなされなければならない課題である．

マッケンジー法では，腰部椎間板ヘルニア要素の症例は腰部をそらせた腹臥位姿勢が症状改善の条件である．著者らも手応えを得ている．要検討である．

e．局所反応による治療効果，全身反応による治療効果

局所反応による治療効果，全身反応による治療効果が，それぞれ存在することが示された．症例により治療を選ばなければならないケースがあるというのは，今後の課題である．

f．治療の組み合わせ，順序性

治療の組み合わせ，順序性が大切なことであることが示された．1回治療のなかにおいてもあり，3回の治療のなかで反応性が変化してくることも大切なことである．

4）結論

① 一定期間に訪れた腰痛症患者で研究対象にできた35例に鍼治療を行い，30例，85％の患者は，4回以内の治療で軽快改善し，鍼治療が腰痛症によく効くことが明らかにできた．
② 治療直後効果を一定のスケールで評価する効果判定方法は，腰痛症の鍼治療臨床研究に有力な方法であることが示された．
③ 腰痛症の治療により改善しやすい条件
　腰痛発症が突然である．
　腰痛の既往がない傾向にある．
　罹病期間が短い．
　脊柱の傷害診断名が少ない．
④ 腰痛の痛みの程度と鍼治療による改善のしやすさにはとくに関連はない．
　局所反応に対する効果と，全身反応に対する効果は個体によって異なる．両方効果が期待できる場合，どちらかが期待できる場合とがある．
⑤ 治療の組み合わせ，順序性により治療効果に違いがある．
⑥ 腰痛治療の受療姿勢の検討が必要である．

西條一止，澤田裕美子：腰痛に対する治療直後効果を指標とした鍼治療効果．
(脊椎脊髄ジャーナル，13(6)，三輪書店，はり治療の臨床的効果に関する調査研究報告書．平成9年度，厚生省保険局委託事業，に掲載)

▷ 2　気管支喘息の鍼治療方法と効果

　長坐位で低周波鍼通電療法を行う．この気管支喘息の発作症状を軽快できる治療法を開発し，発作状態の改善と発作の予防効果を高める総合的な鍼治療法を組み立て，気管支喘息患者の治療を行った．
　平成4（1992）年4月〜10年2月までの間に当診療所に来院した気管支喘息患者20例に薬物療法と併用して鍼治療を行い，18例は日常生活に支障がない状態に軽快した．2例は，十分ではないが軽快し患者の都合で中断した．
　発作点数は（A群10症例），初診時平均20.2から10診時平均2.1まで漸減がみられた（**図51**）．
　使用治療薬量は，吸入回数，内服回数ともに初診時より10診時までに

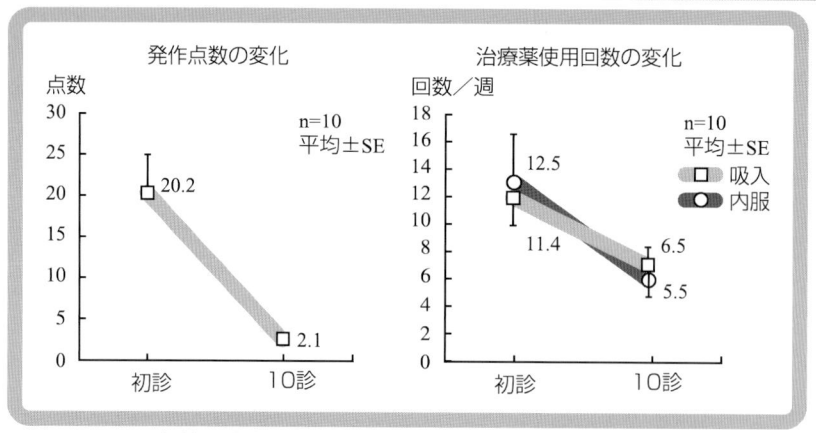

図51　気管支喘息患者10例の発作点数・治療薬使用回数の変化

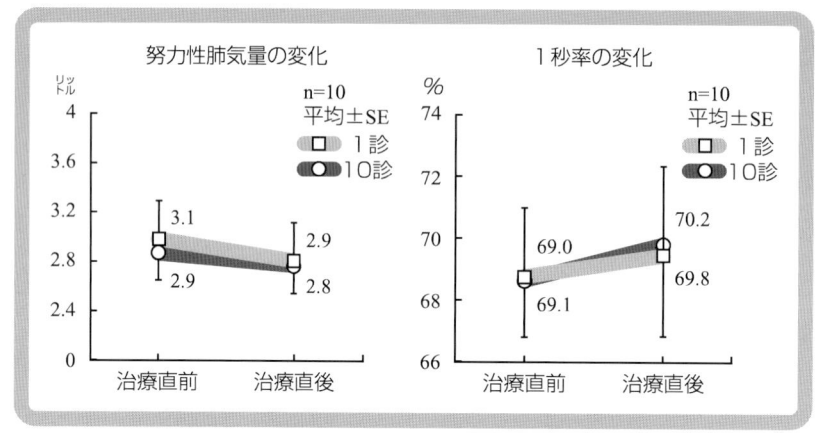

図52　気管支喘息患者10例の呼吸機能の変化

漸減がみられた．

　呼吸機能検査で，努力性肺気量および1秒率の変化は1回の治療前後でほとんど認められなかったが，治療経過とともに換気機能障害の判定（オートスパイロ）においてA群10例中9例が正常域を示した（**図52**）．

1）研究目的

　刺鍼時の自律神経反応は，皮膚，皮下組織への刺鍼刺激により副交感神経機能を高める反応が，また，筋への刺鍼刺激により交感神経 β 受容体系機能抑制反応が起きるか反応しないかである．この逆の反応は起きない．したがって，気管支喘息患者の発作中や発作の起きやすい状態での鍼治療は，呼吸困難を強めたり発作を誘発することがあり，治療困難性の高い状態である．しかし，著者らの刺鍼による自律神経反応に関する研究（鍼の治効六つのメカニズム）により，刺鍼によって自律神経機能状態を治療者の意図によりある程度の調節をすることが可能になった．

　研究の目的は，第1に気管支喘息発作に対する治療法の開発であり，

表5　対象患者プロフィール

症例	年齢	性別	罹患年数	治療回数	治療期間	治療経過	合併症	呼吸機能	血液検査	併用薬物
1	54	女	2年	53	92. 4.13～96.12. 2	軽快終了	ナシ	拘束性	—	内服・吸入・漢方
2	11	男	3年	21	93.10.25～96. 9.30	軽快終了	鼻炎・アトピー	閉塞性	正常	内服・吸入
3	13	男	11年	76	94. 8.22～96.10.28	軽快終了	鼻炎・アトピー	閉塞性	IgE値 14,300	内服・吸入
4	47	女	6年	42	94. 8.29～96. 1.22	軽快中断	鼻炎・アトピー	閉塞性	アトピー陽性	内服・吸入
5	59	女	5年	63	95. 7.31～96.11.11	軽快継続中	ナシ	混合性	IgE値 150	内服・吸入
6	54	男	3年	14	95. 9.18～96.10.21	軽快継続中	鼻炎	混合性	IgE値 650	内服・吸入
7	18	男	5年	21	95. 9.19～96. 7.22	軽快終了	鼻炎	閉塞性	IgE値 1,700	内服・吸入・漢方
8	55	女	3年	20	95.10. 5～96. 7. 9	軽快終了	鼻炎	閉塞性	—	内服
9	29	女	3年	29	95.10.30～96.11.11	軽快継続中	鼻炎・アトピー	閉塞性	IgE値 5,500	内服・吸入・漢方
10	53	男	23年	24	96. 4. 8～96.11.12	軽快終了	鼻炎	閉塞性	IgE値 120	内服・吸入・漢方
11	16	男	10年	28	96. 8. 2～96.11. 2	軽快終了	アトピー	—	IgE値 960	吸入
12	11	女	4年	12	93. 7.23～96.11.29	軽快終了	鼻炎	正常	IgE値 1,200	内服・吸入・漢方
13	36	男	3年	41	96. 9.30～96.10.25	軽快終了	鼻炎	混合性	EO 8	内服・吸入・漢方
14	23	女	5年	41	94.10.31～95. 8.28	軽快終了	鼻炎	正常	EO 9	内服・吸入
15	73	女	15年	8	96. 9. 9～96.12.15	軽快終了	ナシ	—	—	内服・漢方
16	15	男	12年	7	95. 6. 7～95. 7.24	軽快終了	鼻炎	—	—	内服・漢方
17	44	男	7年	7	95. 9. 4～95.10. 9	軽快中断	アトピー	—	EO 8	内服・吸入・漢方
18	10	男	4年	16	95.10.16～96. 8.26	軽快終了	鼻炎	—	—	内服
19	5	女	1年	13	96. 8.30～96.11.11	軽快継続中	ナシ	—	EO 6	漢方
20	7	女	3年	12	96. 7.15～96.11.11	軽快継続中	鼻炎・アトピー	正常	IgE値 480	内服・吸入・漢方

第2に，気管支喘息に対する鍼の治効六つのメカニズムによる治療体系を作り，気管支喘息患者を対象に鍼治療を行い治療成果を上げられるようにすることである．

2）研究方法

【鍼治療期間】 平成4年4月～平成10年2月

【鍼治療研究対象症例】 筑波技術短期大学附属診療所を受診し，鍼治療を受けた気管支喘息患者を対象とした．対象症例は，計20名(5～73歳，男性10名・女性10名：**表5**)である．このうち，評価項目すべてを行うことができた症例をA群10例とする．

一定期間に来院し鍼治療を受けた研究対象と，そのすべての症例を対象とすることで研究対象患者決定の無作為化を図った．

【気管支喘息患者に対する治療方法】

鍼治療は原則として以下の手順で行った．

(1) 仰臥位で，腹部に40 mm-16号鍼（セイリン社製）を用いて腹証（腹壁の緊張，圧して痛む部位）および鎖骨下部の中府を対象に刺鍼する．刺したら直ちに抜く．

(2) 伏臥位で，頸部，肩上部，肩甲間部の筋緊張に対して刺鍼，も

しくは長坐位で肩甲間部（肺兪を中心）に40 mm-20号鍼を用いて1 Hz，10分間の低周波鍼通電療法を行う．喘鳴が強く，とくに吸気時にも聞こえるときには低周波鍼通電療法を行う．

　（3）長坐位で合谷－孔最に，40 mm-20号鍼を用いて1 Hz，20分間の低周波鍼通電療法を行う．

　（4）坐位で外関穴に40 mm-16号鍼を用いて皮膚・皮下組織に（2 mm刺入），呼気時に刺激（浅刺・呼気時・坐位の刺鍼法）を行う．5から7呼吸回程度．

　(1)～(4)の刺鍼の目的は以下のようである．

|(1)の刺鍼|

①腹壁の緊張を解く．
②全身の体液分布の調節機能を高める．
③消化，吸収，排泄機能の調節をする．

　腹壁（皮膚，皮下組織，筋）の緊張の異常と腹部を4指で圧したときの痛みを主として対象とする．

|(2)の刺鍼|

①背筋の過緊張を解く．
②胸腔内，腹腔内臓器に対し，これらを支配する交感神経ルートを介して機能の調節をする．

|(3)の刺鍼|

①気管支喘息発作の改善を図る．

|(4)の刺鍼|

　種々の刺鍼により生体の機能状態に乱れが生ずるので自律神経機能を高め，体の調節力（自然治癒力）を高め，よい状態にして自然軽快のチャンスを大きくし発作予防効果を高める．

【評価方法】

(1) 呼吸機能検査（オートスパイロ AS 600　ミナト医科学製）：鍼治療前後に努力性肺気量および1秒率を測定した．

(2) ピークフローメーター（バイタログラフ社製）：薬を飲む前に，毎日4回（起床時・昼・夕・就寝時），患者自身により呼出最大流量を測定した．

(3) 喘息日誌（日本アレルギー学会様式）を用い，発作頻度，治療薬の使用回数を患者自身に記入してもらった．

(4) 気管支喘息症状の経過の評価

① 軽快終了：患者の自覚症状が改善し日常生活に支障がなくなったもの．

② 軽快中断：気管支喘息症状は改善してきているが，十分な状態ではないが，患者の意志により治療を中断したもの．

③ 軽快継続：症状は軽快したが，予防を目的に治療を続けている

もの．

なお，発作点数は日本アレルギー学会重症度判定基準により評点化し，1週間単位で算出したものである．

3）研究結果

【対象患者プロフィール】
罹患年数：20症例，平均6.4年．A群10症例，平均6.4年である．
治療回数：20症例，平均27.4回．A群10症例，平均36.3回である．

【治療経過成績】
20症例で，軽快終了…13例
　　　　　　軽快中断… 2例
　　　　　　軽快継続… 5例
10症例（A群）で，軽快終了… 6例
　　　　　　　　軽快中断… 1例
　　　　　　　　軽快継続… 3例

【気管支喘息発作点数の変化】
初診時は，平均20.2点であったが，10診時には平均2.1点に減少した．

【治療薬量の変化】
吸入回数は，初診時は平均12.5回であったが，10診時には平均5.5回に減少した．また内服回数は，初診時，平均11.4回から10診時，平均6.5回に減少した．

【呼吸機能の変化】
鍼治療前後に測定した対象患者の呼吸機能検査では，努力性肺気量（FVC），1秒率（$FEV_{1.0\%}$）には，呼吸機能の変化はあまり認められなかった．しかし，治療の経過とともに換気機能障害の判定（オートスパイロ）ではA群10症例中9症例が正常域に改善を示した．

なお，治療経過により約10診目までに患者の喘息症状の改善がみられたことから10診目まで測定した．

【気管支喘息発作時症状の改善】
長坐位で，合谷―孔最へ1Hzの低周波鍼通電療法を行った．外来へ通院可能な気管支喘息発作時の呼吸困難は，そのほとんどを改善できた．

発作症状の程度が重いほど呼吸困難の改善に時間を要した．軽い程度のものは，数分から10分程度で改善し，呼吸困難で会話がしにくい程度のものは通電時間1時間を要した．

【症　例】
(1)　症例9
・29歳　女性（身長：165 cm　体重：55 kg）

- 主　訴：咳
- 病　名：気管支喘息
- 既往歴：肺炎
- 家族歴：祖母が気管支喘息
- 合併症：アトピー性皮膚炎（15歳～），アレルギー性鼻炎
- 現病歴：3年前から咳，息苦しさ，呼吸困難を感じるようになり，近医で気管支喘息と診断され，内服と吸入を処方される．2年前に風邪をひき，喘息発作が治まらず某病院に入院（4日間）し，点滴を施行した．その後症状は安定せず，2カ月に1回の発作を繰り返す．発作は明け方と運動時に強く，発作時は3時間おきに吸入を行っている．内服により頭痛，吐き気が出現し，気分不良になるため当診療所を受診した．
- 来院時検査所見

　血液学検査，生化学検査，胸部X－Pは正常

　アレルギー検査：ハウスダスト，ダニ，花粉，スギがアレルゲン，IgE値は 5,500 U/ml　呼吸機能検査：努力性肺気量（FVC）3.55 l，1秒率（FEV$_{1.0\%}$）67.8％で閉塞性換気障害

　併用薬物：アルデシン，ベロテック吸入，ムコソルバン，ベガ，テオドール，温清飲，神秘湯，紫朴湯，当帰建中湯

　血液学検査によりIgE値が5,500 U/mlでアトピー型喘息とされ，呼吸機能検査によりFVC 3.55 l，FEV$_{1.0\%}$ 67.8％で閉塞性換気障害で気道の閉塞が認められている．

- 臨床経過

　吸入回数は1週間に初診時27回から，10診時には3回（初診時1日4回が10診時には2日に1回）に減少した．

　服薬回数は1週間に初診時21回から，10診時7回（初診時1日に3回が10診時には1日1回）に減少した．

　呼吸機能では努力性肺気量と1秒率の変化はあまり認められなかった．

　ピークフロー値は初診時158 l/分から10診時236 l/分と数値が高くなった（**図53，54**）．

　発作点数は初診時28点から10診時3点に減少した．

(2)　症例5
- 60歳　女性（身長：156 cm　体重：62 kg）
- 主　訴：咳
- 病　名：気管支喘息
- 既往歴・家族歴・合併症：なし
- 現病歴：5年前，風邪をひき，なかなか咳が治まらず繰り返し風邪をひくようになった．1年前に近医を受診し気管支喘息と診断され薬

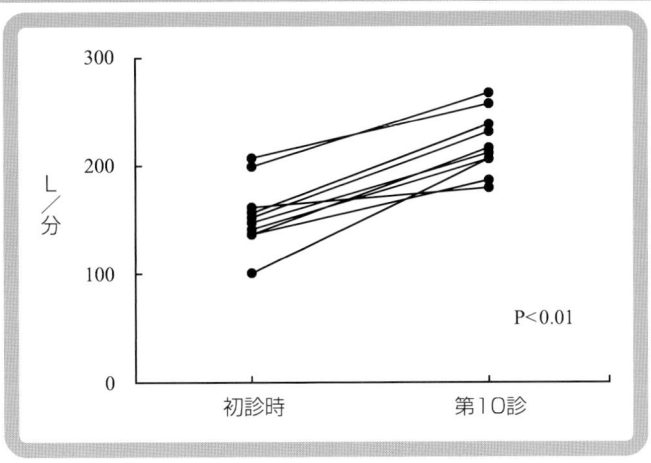

図53 ピークフロー値の変化

key words

ピークフロー値
　最大呼気流量を指す．喘息の診断，治療効果の評価，喘息の自己管理に有用．

努力性肺気量 1秒率
　努力性肺気量は，最大吸気位から最大の速度で吐き出した最大の呼気量である．このとき，はじめの1秒間に吐き出される呼気量を1秒量という．1秒量を努力性肺気量で割り，％表示するのが，1秒率である．1秒率の正常値は70％以上である．正常者は，はじめの1秒間で大半が呼気される．

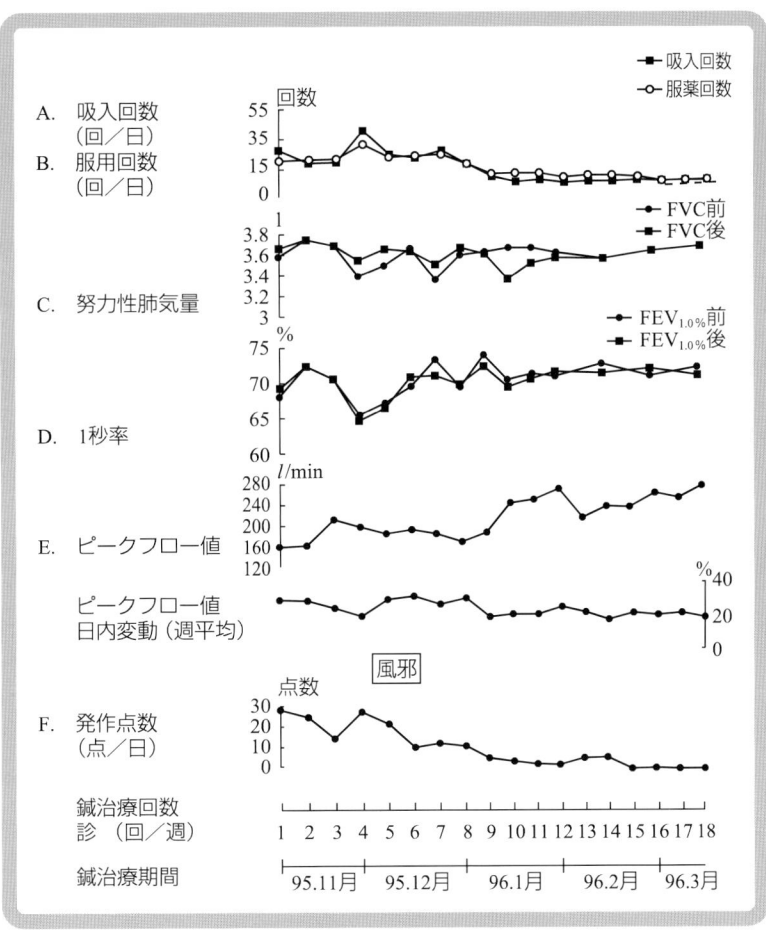

図54 臨床症状の経過（29歳女性）

を処方された．薬を飲むと体調をくずすのであまり飲みたくないが，飲まないと息苦しくなる．薬を飲み続けることへの不安が強く，薬の量を減らしたいため当診療所を受診した．

・来院時検査所見

　検査所見：白血球数 10,100/μl，IgE 値，110 U/ml

　呼吸機能検査：FVC 1.46 l，FEV$_{1.0\%}$ 61.6％で混合性換気障害

　併用薬物：アルデシン，ベロテック吸入，テオロング，メプチン，オノン，プレドニン，紫朴湯，神秘湯，小青竜湯

4）考　察

　気管支喘息に対する鍼治療は，呼吸機能の検討，症状の自己管理という角度から行われたものは少なく，症状の変化が激しいことから発作時にはほとんど行われていない．気管支喘息に対する鍼治療法を開発するには，まず気管支喘息発作に対する対応ができなければならない．

a．気管支喘息発作時症状への鍼治療方法

　侵害刺激は交感神経機能を刺激し，副交感神経機能を抑制する．しかし苦痛を伴うので治療法としては用いられない．

　気管支喘息の症状の起坐呼吸にヒントを得て，患者の体位を起坐位で治療することにより交感神経機能を高めることができないかと考えた．立位時には，血液中のカテコールアミン量は臥位時の2倍以上になる．そこで坐位での治療が有効であるかどうかを検討するために，臥位で行うと喘息発作を誘発することを昭和40年代の後半に多くの治療者が経験している低周波鍼通電療法を座位で行ってみた．その結果，通電開始後数分で喘鳴が消失した．これを数名の喘息患者で試みた結果，いずれも喘鳴を改善でき，坐位での低周波鍼通電療法が気管支喘息患者の喘息発作症状を改善できることがわかった．

　このことを裏付けるために，坐位時，臥位時での低周波鍼通電療法により，坐位時には血液中のカテコールアミンの量が増加するかという実験研究を行った．健康者を対象としたが，ややその傾向を感じさせる程度のものしか得られず，明らかにすることはできなかった．気管支喘息患者を対象に行えば有効なデータを得られるかもしれないと考えているが，まだ実施できずにいる．

　発作の程度が軽度では数分から十数分，中等度では20分から1時間ほどで，通電中に改善する．発作症状を改善できる鍼治療方法が明らかになった．

　坐位時の低周波鍼通電療法がなぜ気管支喘息の発作を改善できるかについては，低周波鍼通電療法が自律神経機能に対して閾値下刺激として作用し，自律神経機能の変動しやすさをつくるからと考えられる．

---

key words

喘鳴
　ヒューヒューやゼイゼイと聞こえる呼吸音を指す．主に呼気時に聞こえる連続性の音で気管支喘息の発作時において最も頻度が高い．

変動しやすさができることによって，坐位では高めにくかった交感神経機能が高められるようになり，発作が改善されるものと推測している．低周波鍼通電療法がなぜ自律神経機能に対して閾値下刺激であるかという点に関しては，骨格筋を通常に強縮させると交感神経機能を高め，副交感神経機能を抑制する反射が起きる．しかし，低周波鍼通電療法は筋に収縮をつくるが，パルス刺激による収縮は，上記の自律神経反射をつくらない．したがって閾値下刺激として働いているものと推測している．

なお，イス座位で低周波鍼通電療法を行うと脳貧血を起こすことがよくあるので，低周波鍼通電療法を行うときの坐位は長坐位で行う．長座位で行えば脳貧血を起こすことはまずない．

b．気管支喘息患者の鍼治療と浅刺・呼気時・坐位の刺鍼法

浅刺・呼気時・坐位の刺鍼法は副交感神経機能を高めるので，気管支喘息患者に不用意に用いると息苦しさを誘発する．しかし，自律神経機能を高め体の調節力を大きくすると考えられるところから，用いることにより発作の予防効果を高められるものと考えられる．

そこで，坐位での低周波鍼通電療法を行った後に浅刺・呼気時・坐位の刺鍼法を行うと呼吸困難をつくらずに発作の予防効果を高めることができることがわかった．

c．鍼治療による気管支喘息症状の変化と呼吸機能の変化

坐位による低周波鍼通電療法により喘鳴，呼吸困難は確実に改善する．治療の前後で呼吸機能も改善された典型例では，11歳と年齢も若く，大部分軽快し，この発作以降1.5年ほど発作はないという状態のときのものである．他の多くのものは喘鳴，呼吸困難は改善するが，呼吸機能検査では明確な変化がみられない場合が多い．

鍼治療による発作症状の軽快は，通常の呼吸状態は変化して改善するが，努力性呼吸機能状態での機能は変化させることが難しいものであろうか．それは交感神経機能を刺激して高めるのではなく，変動しやすい状態をつくり，坐位という体位を活用して患者の体自身が変化するのを待つという方式による限界なのかもしれない．この治療は，積極的に生体機能を変化させるものではないので，治療のしすぎは起きない．2時間でも3時間でも行える．

d．気管支喘息に対する鍼治療の効果の評価

研究対象となった20症例のうち18例は軽快している．残り2例も十分ではないが軽快している．通常の薬物療法で十分でなく鍼治療を受けた患者群である．今回，鍼治療を続けることにより発作の頻度および，治療薬の服薬回数の減少がほぼすべての症例（A群10症例）にみられた．

鍼治療は，気管支喘息の発作状態から抜け出しやすい状態をつくろ

うとする療法である．人体に優しい，人体を主体とする療法である．薬物療法と併用し，まず用いてみる療法として位置づけてよいものと考える．

5）結　論

①気管支喘息患者 20 症例に薬物療法に鍼治療を併用した治療を行い，よい成績を得た．
②発作点数は（A群 10 症例）初診時平均 20.2 から 10 診時平均 2.1 まで漸減がみられた．
③使用治療薬量は，吸入回数，内服回数ともに初診時より 10 診時までに漸減がみられた．
④呼吸機能検査で，努力性肺気量及び 1 秒率の変化は 1 回の治療前後でほとんど認められなかったが，治療経過とともに換気機能障害の判定（オートスパイロ）においてA群 10 例中 9 例が正常域を示した．

　成果は，西條一止，中野朋儀，澤田裕美子，吉田紀明，藤原順子，吉田次男，森英俊，津嘉山洋，山下仁，木村友昭：東洋医学事業研究報告書；気管支喘息に対する鍼灸の作用メカニズムの解明．東京都衛生局，1997 に掲載．

▶ 3　習慣性扁桃炎の鍼治療方法と効果（図 55〜59）

key words

習慣性扁桃炎
扁桃炎で，1年に4回以上発熱するものを習慣性扁桃炎という．

習慣性扁桃炎で発熱を繰り返している症例が相当あるものと思われる．

　病巣扁桃に対しては扁桃摘出が望ましい治療手段と思われるが，病巣扁桃のおそれはなく，発熱を繰り返している症例に対しては，過去に保存療法として Radonseed の応用 X 線深部治療，酵素療法，抗生物質療法，凹窩洗浄法などが試みられた．しかし，その効果，適応について不明な点もあり，実際にはあまり応用されず，発熱のたびに解熱剤，抗生物質を投与されている例が多いようである．

　また，小児の習慣性扁桃炎は，自然治癒が大きく関与していることは周知のとおりである．しかし，罹病期間中，小児は発熱のため身体的，精神的，社会的に多くの問題をかかえたまま日常生活を強いられることとなる．このような状態を少しでも短くし，健全な発育が期待できるよう，有効で有用性の高い保存療法の開発が必要である．

　このような立場から習慣性扁桃炎に対して first choice される保存

療法として鍼治療が期待される.

以前から扁桃炎を鍼,灸によって治療したという話が伝えられている.そこで,経験的医術の知恵といわれる鍼による治療法を整理し,扁桃炎に対する治療法のスタンダードをつくって,治療法の一般化を試みた.

1) 扁桃炎のとらえ方

扁桃炎を扁桃の疾患というよりもリンパ系組織の全身的疾病状態としてとらえ,全身状態を改善することを目的とした.

2) 鍼治療の実際

全身の自律機能に能率よく作用を及ぼすことの期待できる鍼麻酔の方式を採用した.治療の部位は,治療法をスタンダード化し,効果の再現性を高めるために合谷と孔最の2カ所左右4カ所とした.この4カ所にそれぞれ鍼（太さ0.18 mm,長さ4 cm）を刺入し電極とした.鍼の深さはそれぞれの部で皮膚に直刺で筋中に入れ,針が安定して立つ深さまで刺入した.およそ1〜2 cmの深さである.

刺激装置は,低周波鍼通電装置であればどれでもよい.

通電方法は,合谷を陰極,孔最を陽極とし,右の合谷と孔最,左の合谷と孔最をそれぞれ1チャンネルとして通電する.

通電は1 Hzとし,電極部の筋に軽く収縮が起こる程度の強さである.被刺激感は,軽く打たれるような感じが生じ,決して耐えにくい苦痛なものではない.物理療法は基本的に苦痛であってはならない.

通電時間は,小学校3年生以下は20分,4年生以上は30分間程度がよい.治療回数は,週に1回で連続3週必要である.

昭和55(1980)年3月から12月までに239例の扁桃炎患者の治療を行った.これらの患者はいずれもどこかの医療機関で扁桃炎として治療を受けていた.患者の年齢分布は,5歳未満が25例,10％,5〜9歳が113例,47％である.

発熱頻度は,月に1回以上の高頻度のものが113例,47％,年に4〜11回が87例,36％であり,これらの発熱頻度が年に4回以上の症例,200例を習慣性扁桃炎として治療後1年間の経過を観察した.200例のうち経過観察のできた171例の成績を示す（**図55**）.

171例は,年齢6カ月から72歳であり,平均11.8歳であった.また,平均罹病期間は7年である.

治療前1年間の平均発熱回数は11.4回であった（**図56**）.

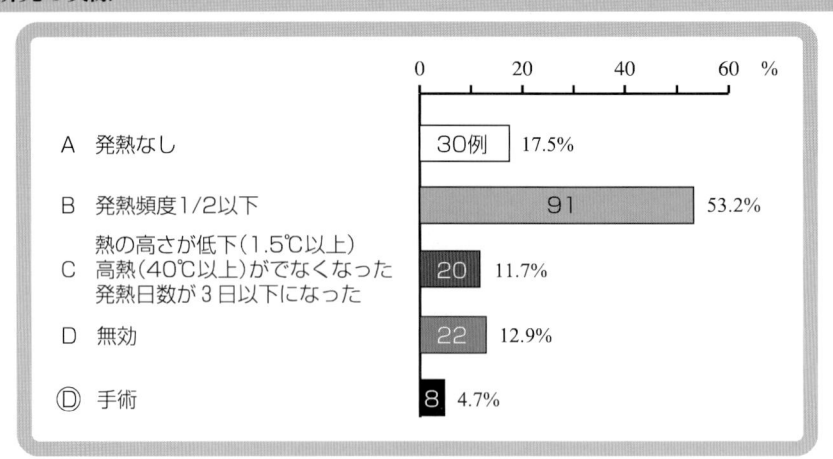

		0	20	40	60 %
A	発熱なし	30例	17.5%		
B	発熱頻度1/2以下		91		53.2%
C	熱の高さが低下（1.5℃以上） 高熱（40℃以上）がでなくなった 発熱日数が3日以下になった	20	11.7%		
D	無効	22	12.9%		
Ⓓ	手術	8	4.7%		

図55　鍼治療後1年間の予後

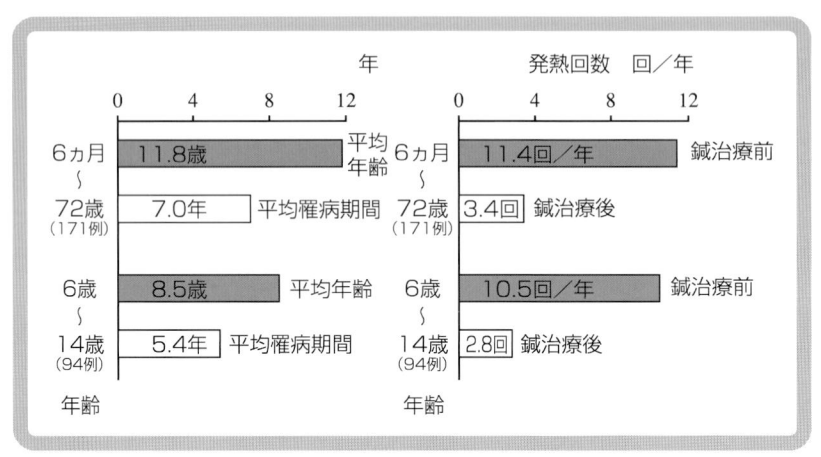

図56　罹病期間，発熱回数と鍼治療

3）経過観察の方法

　経過観察は，母親に1年後に回収することを話し，治療時に調査用紙を配布した．調査用紙は，発熱したときの熱の高さ，日付け，対処の方法などを記録してもらうようにした．

　1年後に再び調査用紙を配布した．なお，一部回収できなかったものについては電話により調査した．

4）成　績

　治療成績は，171例中30例，17.5％がまったく発熱しなかった．また，発熱回数が1/2以下に減少したもの91例，53.2％であった．無効22例，12.9％．扁桃手術を受けたもの8例，4.7％であった．治療前1年間は，平均発熱回数が11.4回であったものが治療後の1年間は，平均3.4回の発熱となった（**図57，58**）．

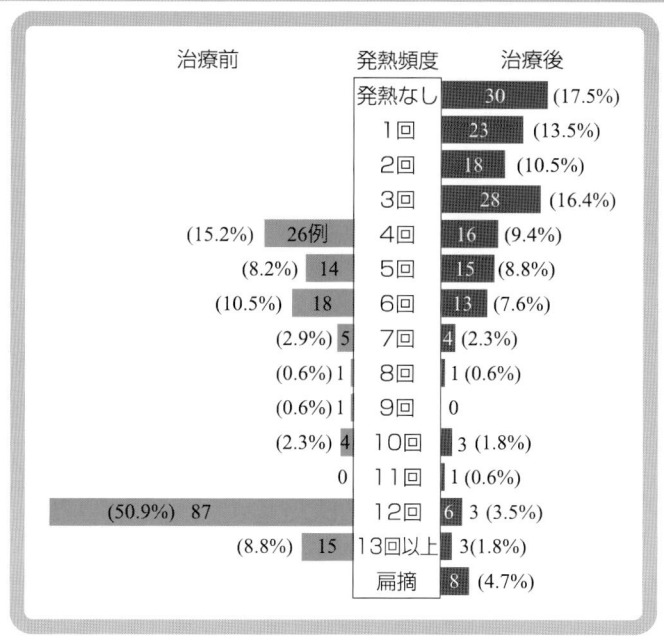

図57　鍼治療前後の発熱頻度／年

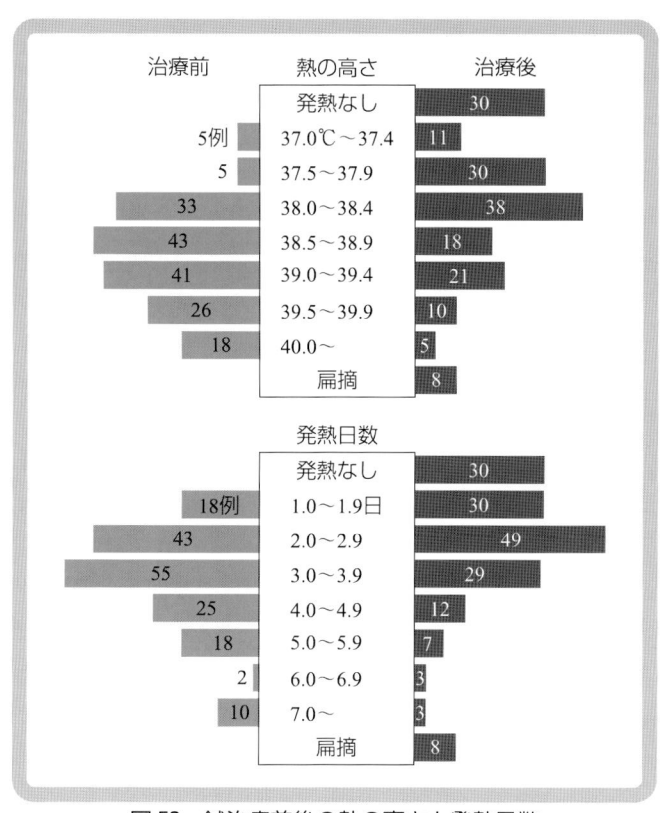

治療前	発熱頻度	治療後
	発熱なし	30 (17.5%)
	1回	23 (13.5%)
	2回	18 (10.5%)
	3回	28 (16.4%)
(15.2%) 26例	4回	16 (9.4%)
(8.2%) 14	5回	15 (8.8%)
(10.5%) 18	6回	13 (7.6%)
(2.9%) 5	7回	4 (2.3%)
(0.6%) 1	8回	1 (0.6%)
(0.6%) 1	9回	0
(2.3%) 4	10回	3 (1.8%)
0	11回	1 (0.6%)
(50.9%) 87	12回	6 3 (3.5%)
(8.8%) 15	13回以上	3 (1.8%)
	扁摘	8 (4.7%)

図58　鍼治療前後の熱の高さと発熱日数

治療前	熱の高さ	治療後
	発熱なし	30
5例	37.0℃〜37.4	11
5	37.5〜37.9	30
33	38.0〜38.4	38
43	38.5〜38.9	18
41	39.0〜39.4	21
26	39.5〜39.9	10
18	40.0〜	5
	扁摘	8

治療前	発熱日数	治療後
	発熱なし	30
18例	1.0〜1.9日	30
43	2.0〜2.9	49
55	3.0〜3.9	29
25	4.0〜4.9	12
18	5.0〜5.9	7
2	6.0〜6.9	3
10	7.0〜	3
	扁摘	8

171 例中 94 例が 6～14 歳の年齢にあり，これら 94 例の治療前 1 カ年間の平均発熱回数は 10.5 回が，治療後の 1 年間は 2.8 回となり，幼児，成人と比較して成績がよかった．

5) 考　察

a．治療部位の選択について

合谷は，鍼麻酔の基礎的，臨床的実験で鍼麻酔効果のよい経穴の 1 つである．また，合谷は，手の陽明大腸経という経絡に属するツボであるが，この経絡は，のどに流れていくとされている．合谷は，頸から上の疾患にはよく用いられる．このような点から合谷を選択した．

孔最は，手の太陰肺経という呼吸機能を担当する経絡の重要なツボである．扁桃炎は風邪とのかかわりが深いところから選択した．

b．治療回数について

著者は，昭和 51（1976）年から扁桃炎に対する鍼治療の検討を始めた．研究初期の段階では週に 1 回の治療で，2 週終了時点では発熱し，3 週では比較的効果がよかった．この経験から，週 1 回で 3 週としたものである．週に何回が最もよいか，何回連続したら成績はどうなるかなどの組織的な研究はされていない．今回示しているのは，週に 1 回，3 週行うとこの程度の成績を得られるということである．

c．成績について

著者は，まったく発熱しなかった 30 例と，発熱頻度が 1/2 以下になった 91 例の合計 121 例，171 例中の 70 ％に臨床的効果を認めてよいと判断している．

平均発熱回数からは，治療前年 11.4 回が，治療後 3.4 回に減少している．平均値では習慣性扁桃炎といわなくともよい値かと考える．

扁桃摘出による成績は種々報告されているが，発熱に関する効果はおよそ 90 ％台と考えてよいであろうか．

著者らの結果は扁桃摘出に比べ成績が低い．しかし，体の調子やのどの調子がよくなるなど，扁摘による効果とよく似ている．また，発育状態がよくなることを期待できる一部資料を得ている（**図 59**）．

扁摘よりも成績は低いが，保存療法であり，患者の身体に侵害を与えず，副作用もなく，手軽にできる点で，習慣性扁桃炎に対して first choice と考えてよいものと思う．試みて効果の十分でないときに扁摘なりほかの方法を用いればよい．

自然治癒と治療による効果とを区別することは研究的にもなかなか困難である．しかし，昭和 52，53（1977，78）年に劇的な効果のあった症例が 1 年半あるいは 2 年で再発したケースが何例かある．このときも 1～2 回の治療で，以後，良好に経過している．このことは，自然治癒ではなく 1～2 年間は効果があったことを示すものではなかろうか．

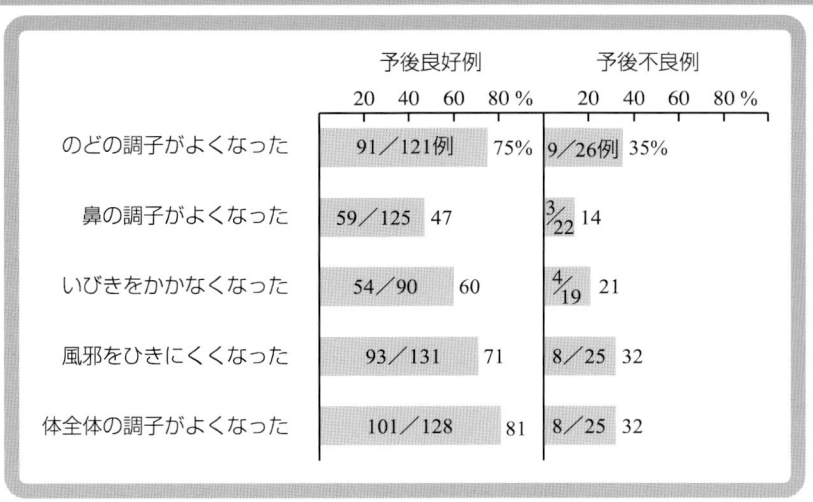

	予後良好例	予後不良例
のどの調子がよくなった	91/121例 75%	9/26例 35%
鼻の調子がよくなった	59/125 47	3/22 14
いびきをかかなくなった	54/90 60	4/19 21
風邪をひきにくくなった	93/131 71	8/25 32
体全体の調子がよくなった	101/128 81	8/25 32

図 59　予後別にみた発熱以外の症状の変化

　なお，本治療成績は基本的治療体系以前の治療による．基本的治療の仕組みで行えば，効果はさらに良くなることが十分に予測される．

6) 効果機転

　鍼麻酔の方式を行うと形質細胞などが増えるという報告もあるが，免疫機転として説明できる状況ではない．効果機転は不明であるが，改善の仕方にいくつかの特徴がある．

　小，中学生で典型的な扁桃炎に効果がよく効くものは，劇的である．治療後なお発熱するものでも高い熱が出なくなる．過剰反応として起こる発熱は予防できるのであろうか．

　急性症状のあるときに行うとのどの痛みは治療中（20分の間）に軽減し，飲食ができなかったものが直後には可能となる．解熱するか，そのとき解熱しなくとも，もう一度解熱剤を服用するとその後は熱が上がらない，などの現象が観察できる．

7) まとめ

　171例の習慣性扁桃炎患者にスタンダード化した鍼治療を行い，30例，17.5％はまったく発熱しなくなった．また，91例，53.2％は，発熱回数が1/2以下になった．

　効果の点では扁摘手術よりも成績はよくないが，保存療法であり，手軽にでき，患者に侵害とならず，副作用のおそれもない点で first choice して試みてみる価値がある．

　西條一止，吉川恵士，矢澤一博，森英俊，坂井友実：習慣性扁桃炎に対するはりによる予防．日本扁桃研究会会誌，第23巻，1984．で報告している．

6 ゆるぎ石との出会い

　ゆるぎ石は，1985（昭和60）年につくば科学博のなかで恒久施設としてできた．私もその年にお目にかかっている．通勤経路上にあるので，以来，毎日，その脇を通りながら過ごしていた（**図60**）．

▷ 1 ──────────────────────ゆるぎ石

　ゆるぎ石は，重さ50トンのコンクリートの石が，水とワイヤーで微妙なバランスに支えられている．この石がもつ揺れのリズムに合せて力を加えると，ゆさゆさ揺れてくる．
　重さが50トンもあるので，押しても明確に動く気配は当然感じられな

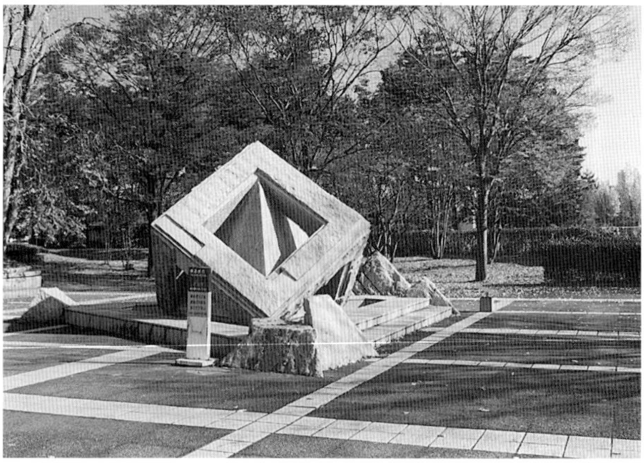

図60　ゆるぎ石
つくば市の「エキスポセンター」にある．1985年の「つくば科学博」のときにできたものである．この「ゆるぎ石」は，重さが50トンある．コンクリートの池の水とネットで微妙なバランスで支えられている．一人の大人がこの石の角に手を当て，押してみるとわずかに動く気配を感じる．この気配にあわせて繰り返し押していると，50トンの石がゆさゆさ揺れてくる．気配にあわせて押すとは，この石の持つ同調周波数にあわせることである．
　同期させると50トンもの石が一人の力で動かせる．

い．しかし，わずかに動くような気配を察知できる．この気配に合わせて力を繰り返し加えると，ゆさゆさ動き始めるのである．ゆるぎ石がもっている揺れのリズムと加えた力が同期することにより起きる現象である．鍼灸の補術も，まさに同様である．生体内の副交感神経リズムと外から加えた刺激による副交感神経機能が高まったという反応とが同期して，生体の副交感神経機能を高め，交感神経機能の高まりを誘起し，生体の調節力を高め，自然治癒力を高めるという反応を導いているものと思われる．

　このことへの気づきは，私に大きな転機をもたらした．鍼が鍼として独立して存在するのではなく，周囲の種々のものとのかかわりのなかで，生体の反応が，治療が成立しているということである．

2　自然とともにある

　自然の破壊，冒瀆，無視による反動が，種々の現象として顕在化してきている．自然が失われつつある今日，自然のままにという養生法は成立しない．どのような過ごし方が，自然の摂理に合うものかを学ばなければならない．

3　周囲への気づき

　自然に親しむことは，周囲への気づきを思い起こさせてくれる．21世紀社会で最も求められていることが，互いの周囲への気づきを高めることではなかろうか．ともに生きる社会を創造するために．

　　　自然とともにあり
　　　　生体のリズムをうかがい
　　　　　生体の仕組みを主体とする
　　　癒しの術……鍼灸
　　　自然とともにある
　　　　自然鍼灸学

索　　引

●●● 数字

1 Hz パルス刺激の反応　71

●●● あ行

新しい物理療法　1
安静状態の副交感神経機能抑制状態　60
いわゆる腰痛症　81
胃の蠕動運動　30
閾値下刺激　69
痛み刺激による反応　7
痛み刺激による心拍数の増加　9

●●● か行

科学的視点に立つ鍼灸療法　2
臥位と交感神経機能　21
臥位と坐位低周波鍼通電刺激の反応の違い　46
活動状態の副交感神経機能抑制状態　60
気管支喘息の鍼治療方法　95
基本的治療の体系　74
基本的治療の手順　74
強縮　71
局所反応による治療効果　94
経穴　1
経絡　1
経絡治療　38
経絡治療時のポリグラフ原図　42
軽微な刺鍼刺激　8
研究対象患者決定の無作為化　82
呼吸運動リズムと心拍変動　22, 57
呼吸運動リズムと副交感神経機能　21
呼吸曲線　22
交感神経 $\alpha \cdot \beta$ 受容体　7
交感神経機能過緊張　46
交感神経機能の過緊張を改善　73
交感神経機能を高める　73
交感・副交感神経の機能分担　16, 53

恒常性保持機能を調整する　4
骨格筋の収縮と自律神経反応　71

●●● さ行

サーモグラフィ　2
坐位時での低周波鍼通電療法　73
自然とともにある　111
刺鍼による心拍数減少反応の自律神経機構　11
刺鍼反応　6
指床間距離　28
自動立位　19
自律神経機能関与度　18
自律神経機能の偏り　46
自律神経機能の諸相　55
自律神経機能のバランス　53
自律神経機能を方向付ける治療　73
自律神経機構　11
自律神経遮断剤　10
自律神経調節　15
自律神経の機能分担　51
自律神経の二重支配，拮抗支配　50
雀啄刺激　11
周囲への気づき　111
習慣性扁桃炎　104
　　──の鍼治療　104
瞬時心拍数　10
　　──と自律神経機能　49
　　──の観察法の簡便化　49
症状に対する治療　76
証　1
上手な深呼吸　60
触圧刺激　12
心臓の自動能　15
心臓の自動能と交感・副交感神経機能　15
心拍タコグラム　13
心拍数で観察できる自律神経機能状態　14
心拍数の成り立ち　50

113

索　引

心拍数への交感・副交感神経の関与　50
心拍数にみられる自律神経機能関与関係式　18
心拍数の減少効果　30
心拍数の自律神経調節　15
心拍数の調節構造　20
心拍数変化と自律神経機能　16
深呼吸時の心拍数変化と交感神経β受容体系機能の関与　57
深呼吸による瞬時心拍数変化の特徴　56
深呼吸による副交感神経機能抑制の意味　59
深呼吸による副交感神経機能抑制の観察　58
随証治療　41
施灸による皮膚温変化　7
生体の調節力によって起こされる反応　33
精神的刺激　6
　　——（暗算）による皮膚温変化　7
浅刺・呼気時・坐位の刺鍼法　22
　　——の生体反応　30
全身反応による治療効果　94
喘鳴　102
臓腑　1
臓腑経絡経穴系　3

●●●た行

体位の違いによる刺鍼反応の状態差　44
体位変換と交感神経機能　61
体位変換と交感神経機能不調の徴　65
体位変換と交感神経β受容体系機能　61
体位変換と自律神経機能　17
体位変換と副交感神経機能　62
他動立位　19
チルトアップ　17, 20, 64
治療がマイナスしている　94
治療の組み合わせ　94
治療の姿勢　94

治療の順序性　79, 94
治療の体位　70
治療への3つの取り組み　79
治療法の構成　79
治療を受ける体位と生体反応　47
長坐位　70
直後効果　92
低周波鍼通電療法の基礎的検討　72
低出力レーザー　28
努力性肺気量　101
同調周波数　110
動的自律神経機能観察法　21

●●●な行

二重盲検　28

●●●は行

パルス刺激の反応　47
背部刺鍼　75
鍼の研究　13
鍼の治効，六つのメカニズム　68
鍼刺激と灸刺激による心拍数の変化　9
鍼刺激による心拍数の減少反応　10
鍼治療による腰痛改善の仕方　87
ピークフロー値　101
標治法　78
副交感神経機能抑制　46, 49
副交感神経機能と呼吸運動　56
副交感神経機能を高める　73
腹腔内循環　21
腹証　75
腹部刺鍼　74
ポリグラフ　10
補瀉の術　1
本治法　78

●●●ま行

末梢血管の過緊張を解く　30

索　引

未病　*4*
脈診　*42*
脈波　*13*
無作為化　*60*
無侵襲的な自律神経機能の指標　*14*

● ● ● や行

ゆるぎ石　*36, 110*

腰痛に対する鍼治療法　*82*
腰部可動域を改善　*30*

● ● ● ら行

リズムと力の同調　*36*
立位と交感神経機能　*21*
臨床鍼灸学　*3*

【著者略歴】
西條　一止
にし　じょう　かず　し

1938 年	新潟県に生まれる
1965 年 3 月	東京教育大学教育学部理療科教員養成施設卒業
1971 年 4 月	東京教育大学教育学部理療科教員養成施設助手
1976 年 4 月	筑波大学講師
1979 年 2 月	筑波大学助教授
1986 年 8 月	筑波大学教授
1987 年 10 月	筑波技術短期大学教授
1990 年～1998 年	筑波技術短期大学視覚部長併任
1999 年 4 月～2003 年 3 月	筑波技術短期大学学長
2003 年 4 月～2007 年 3 月	新宿鍼灸柔整専門学校校長
2006 年 12 月	日本伝統医療科学大学院大学学長
2011 年 4 月	宝塚医療大学
1979 年～1987 年 9 月	筑波大学理療科教員養成施設長併任
1977 年	医学博士（東京大学）

主論文「皮膚温分布と経絡経穴現象」
鍼灸学，鍼灸の科学化，自律神経機能からの鍼灸の科学化
最近の研究「経験医術の科学」
著書　「鍼灸臨床の科学」医歯薬出版
　　　「臨床鍼灸治療学」医歯薬出版
　　　「ツボ刺激健康ブック」NHK 出版　他　論文多数
全日本鍼灸学会顧問　日本温泉気候物理医学会名誉会員
日本サーモロジィ学会名誉会員　文部省学習指導要領改訂委員等
現在，茨城県つくば市に在住

臨床鍼灸学を拓く
——科学化への道標　第 2 版

ISBN978-4-263-24049-6

2003 年 3 月 31 日　第 1 版第 1 刷発行
2007 年 3 月 10 日　第 1 版第 2 刷発行
2013 年 3 月 10 日　第 2 版第 1 刷発行

著　者　西　條　一　止
発行者　大　畑　秀　穂
発行所　医歯薬出版株式会社

〒113-8612　東京都文京区本駒込 1-7-10
TEL.（03）5395—7626（編集）・7616（販売）
FAX.（03）5395—7624（編集）・8563（販売）
http://www.ishiyaku.co.jp/
郵便振替番号 00190-5-13816

乱丁，落丁の際はお取り替えいたします　　印刷・あづま堂印刷／製本・愛千製本所

© Ishiyaku Publishers, Inc., 2003, 2013. Printed in Japan

本書の複製権・翻訳権・翻案権・上映権・譲渡権・貸与権・公衆送信権（送信可能化権を含む）・口述権は，医歯薬出版（株）が保有します．
本書を無断で複製する行為（コピー，スキャン，デジタルデータ化など）は，「私的使用のための複製」などの著作権法上の限られた例外を除き禁じられています．また私的使用に該当する場合であっても，請負業者等の第三者に依頼し上記の行為を行うことは違法となります．

JCOPY ＜(社)出版者著作権管理機構　委託出版物＞
本書を複写される場合は，そのつど事前に (社) 出版者著作権管理機構（電話 03-3513-6969，FAX 03-3513-6979，e-mail:info@jcopy.or.jp）の許諾を得てください．